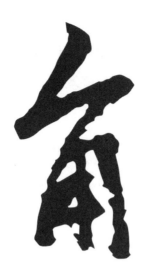

名医名家名方
配伍技巧丛书

U0214834

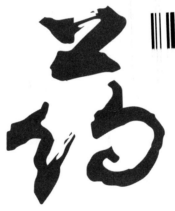

陈　秦
硕　振
　　华
—　—
主　主
编　审

海峡出版发行集团
THE STRAITS PUBLISHING & DISTRIBUTING GROUP
福建科学技术出版社
FUJIAN SCIENCE & TECHNOLOGY PUBLISHING HOUSE

图书在版编目（CIP）数据

角药 / 陈硕主编. —福州：福建科学技术出版社，
2024.5
（名医名家名方配伍技巧丛书）
ISBN 978-7-5335-7234-1

Ⅰ.①角… Ⅱ.①陈… Ⅲ.①中药配伍 Ⅳ.①R289.1

中国国家版本馆CIP数据核字（2024）第057463号

出 版 人　郭　武
责任编辑　林　栩
装帧设计　刘　丽
责任校对　林峰光

角药
名医名家名方配伍技巧丛书

———————————————————————————

主　　编　陈　硕
出版发行　福建科学技术出版社
社　　址　福州市东水路76号（邮编350001）
网　　址　www.fjstp.com
经　　销　福建新华发行（集团）有限责任公司
印　　刷　福建新华联合印务集团有限公司
开　　本　700毫米×1000毫米　1／16
印　　张　16
字　　数　272千字
插　　页　20
版　　次　2024年5月第1版
印　　次　2024年5月第1次印刷
书　　号　ISBN 978-7-5335-7234-1
定　　价　68.00元

———————————————————————————

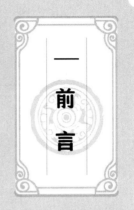

前
言

中医药是我国的瑰宝，有着丰厚的人文、哲学底蕴，其强调天人合一，崇尚阴阳平衡、调和致中。角药是临床组方用药的一种配伍方法，源于《黄帝内经·素问》"至真要大论"篇"一君二臣，奇之制也"的理论，始见于张仲景的《伤寒杂病论》。其基于中医基础理论，以辨证论治为前提。角药介于中药单药与方剂之间，既可单独成方，又可作为方剂的组成单位，成为方剂的主要部分或次要部分，起到增效、辅助、兼治或制约的作用。角药互成犄角、三点一面，协同增效减毒，临床上常常可以获得意想不到的治疗效果。临床常用角药的配伍方法有七情配伍、四气五味配伍、升降配伍、经络脏腑归经配伍、气血配伍、阴阳配伍和表里配伍。

临床应用角药，应熟谙药性和准确辨证。唯有熟谙中药气味、性能、功效、归经，掌握其所适应的病证，方能药证统一，提高临床疗效。处方用药上应注意轻灵平和，可以对药、角药合方，以协助身体调整气机，引导气血流通，促进身体恢复平衡，令补而不滞，温而不燥，滋而不腻，寒而不凝，汗不伤阴，泻不伤正。

　　本书搜集整理临床常用角药，多是中医临证典籍和福建省南平市人民医院秦振华教授临证角药运用经验的归纳和总结，均由临床实践而来。秦振华教授是第五批全国老中医药专家学术经验继承工作指导老师、福建省名中医、闽北十大名中医，精通角药应用。本书针对各组角药的配伍功效、配伍分析、主治病症、临床体会等进行详尽的分析论述。编写形式也独有创意，将角药组成药物的单味功用、配伍分析等内容提纲挈领地进行"思维导图"式的梳理是本书区别于同类书的特色；"附录"对各系统常见病症的角药应用进行了归纳整理，以便读者对照应用。需要提醒读者的是，请读者在专业医生的指导下应用中药；个别国家重点保护野生动物药材宜用其替代品、养殖品或自然淘汰品。在"临床体会"方面作者理论联系实践，全面总结阐发，希望对读者有所启发，对临床有所裨益。

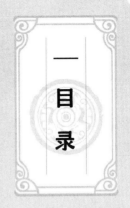

目录

泻下角药   66

和解角药   70

温里角药   73

补益角药   87

固涩角药   116

安神角药   119

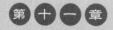

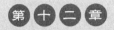
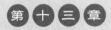
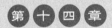

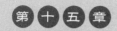
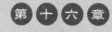

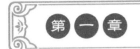 第一章

解表角药

麻黄、细辛、僵蚕

【配伍功效】

祛风散寒、通络止痛。

【单味功效】

◆ **麻黄**

味辛、微苦，性温。归肺、膀胱经。发汗解表、宣肺平喘、利水消肿。

- 性辛散，善达肌表，可开腠理、散风寒——外感风寒表实证之要药
- 温宣肺气，复肺司肃降之常，宣肺平喘——各种喘咳实证
- 散风止痒、散邪透疹——麻疹透发不畅、风疹身痒等
- 宣肺开腠、温化膀胱——水肿兼有表证者
- 温散寒邪、舒通经络——风湿痹证、阴疽、痰核等

◆ **细辛**

味辛，性温。有小毒。归肺、肾、心经。解表散寒、祛风止痛、通窍、温肺化饮。

- 外散风寒、下通肾气——外感风寒表证、阳虚外感证
- 上疏头风、散寒止痛——风寒头痛、风寒牙痛、风湿痹痛等多种寒痛证
- 散风邪、化湿浊、通鼻窍——鼻渊等鼻科疾病之鼻塞、流涕、头痛，为治鼻渊之良药
- 温化寒饮——寒饮咳喘
- 辛香走窜——研末吹鼻，有通窍取嚏之效，古方多作开关醒神救急之用

◆ **僵蚕**

味咸、辛，性平。归肝、肺、胃经。化痰止痉、祛风泻热、消肿散结。

- 辛能行散、祛风泻热——外感风热致头痛、咽痛
- 疏散风热、透疹止痒——风热外束致麻疹不透，风疹湿疹致皮肤瘙痒
- 祛散风热、明目退翳——肝经风热上攻致目赤肿痛、翳膜遮睛
- 咸能软坚、化痰镇痉、消肿散结——风中经络致口眼㖞斜及惊痫抽搐、痰核、瘰疬

【配伍分析】

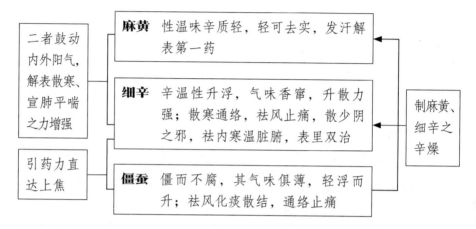

二者鼓动内外阳气，解表散寒、宣肺平喘之力增强

麻黄 性温味辛质轻，轻可去实，发汗解表第一药

细辛 辛温性升浮，气味香窜，升散力强；散寒通络，祛风止痛，散少阴之邪，祛内寒温脏腑，表里双治

引药力直达上焦

僵蚕 僵而不腐，其气味俱薄，轻浮而升；祛风化痰散结，通络止痛

制麻黄、细辛之辛燥

【主治病症】

（1）外感风寒、肺失宣肃致咳喘，以咳喘伴恶寒发热、头身疼痛、骨节酸痛、苔白脉浮为辨证要点。

（2）风寒湿痹，以头身骨节酸楚疼痛、关节肿胀、遇风寒加剧为辨证要点。对风寒侵袭上焦者尤宜。

【临床体会】

（1）麻黄、细辛相伍，源于张仲景《伤寒论》麻黄附子细辛汤，二者相须，走表解表散寒化饮、走里温里散寒化湿。加僵蚕，用以制约二者的辛燥，同时可引药力直达上焦。

（2）加减应用：①表寒重者，加桂枝、紫苏、生姜；②里寒重者，加肉桂、吴茱萸；③寒湿甚者，加羌活、白芷。

（3）麻黄、细辛二药辛温走散，虽有僵蚕制约，阴虚、阳亢、肺热、体虚多汗之人仍须慎用本组角药。

（4）麻黄发汗解表宜生用，止咳平喘多炙用。

（5）细辛有毒，自古有"细辛不过钱"的说法，故用量宜慎之又慎。

（6）细辛反藜芦。

【常用剂量】

麻黄 3～9g；僵蚕 6～10g；细辛 1.5～3g。

桂枝、白芍、葛根

【配伍功效】

调和营卫、解肌止痛；健运脾胃、温中缓急。

【单味功效】

◆ 桂枝

味辛、甘，性温。归心、肺、膀胱经。发汗解肌、温经止痛、助阳化气。

・辛散温通、透达营卫、散肌腠风寒——风寒感冒，发汗和缓，不论有汗无汗皆可应用

・振奋气血、温通经脉、活血通络止痛——风湿痹痛；血寒经闭、痛经；胃寒腹痛；胸痹心痛——寒凝血滞诸痛证

・助阳化气，能增强化湿利水之功——阳虚致痰饮、蓄水、心悸、脉结代

◆ 白芍

味苦、酸，性微寒。归肝、脾经。养血敛阴、柔肝止痛、养阴平肝。

・养血调经——血虚或阴虚有热致月经不调、崩漏等

・柔肝止痛——肝郁不舒致胸胁、胃脘、腹部疼痛及四肢拘挛；肝脾不和致腹中挛急作痛或泻痢腹痛；肝阴虚阳亢致头痛、眩晕、肢体麻木、肌肉眩动。为治诸痛之良药

・敛阴止汗——阴虚盗汗及营卫不和的表虚自汗证

◆ **葛根**

味甘、辛，性凉。归脾、胃经。解肌退热、生津止渴、透发麻疹、升阳止泻。

- 解肌退热——外感发热，项背强痛，不论风寒、风热，有汗、无汗，皆可使用
- 生津止渴——鼓舞脾胃清气上行，上输津液，濡润筋脉，用于热病口渴及消渴
- 升阳止泻——鼓舞脾胃清气上行，用于湿热泻痢、脾虚泄泻
- 透发斑疹——麻疹初起，透发不畅

【配伍分析】

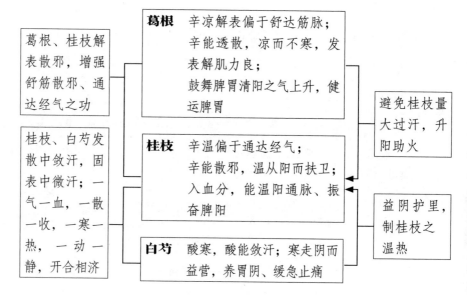

【主治病症】

（1）外感风寒表虚、邪犯经络，以发热头痛、汗出恶风、项背强痛、舌苔薄白、脉浮缓为辨证要点。

（2）脾胃虚寒致胃脘痛，以胃脘隐痛、喜温喜按、遇寒痛甚、口吐清涎、舌淡苔白、脉沉或缓为辨证要点。

【临床体会】

（1）桂枝、葛根、白芍伍用，源于张仲景《伤寒论》桂枝加葛根汤：

"太阳病，项背强几几，反汗出恶风者，桂枝加葛根汤主之。"常用于：①患者抵抗力低下，易感冒，感寒后出现项背强痛、肢体酸痛、关节疼痛；②胃肠功能低下之消化性溃疡、慢性肝病等属中气虚寒患者。

（2）加减应用：①寒湿甚者，加羌活、独活；②兼有血瘀者，加川芎、川牛膝；③虚寒甚者加附子、炮姜或生姜。

（3）表实或里热者不宜。

（4）用于解表时，白芍、桂枝等量；用于温中补虚时，白芍应倍于桂枝。

（5）葛根退热生津宜生用。

（6）白芍反藜芦。

【常用剂量】

葛根 10～15g；桂枝 6～10g；白芍 9～15g。

桂枝、紫苏、生姜

【配伍功效】

发汗解表、温中散寒、理气止呕。

【单味功效】

◆ 桂枝

味辛、甘，性温。归心、肺、膀胱经。发汗解肌、温经止痛、助阳化气。

- 辛散温通、透达营卫、散肌腠风寒——风寒感冒，发汗和缓，不论有汗无汗皆可应用
- 振奋气血、温通经脉、活血通络止痛——风湿痹痛；血寒经闭、痛经；胃寒腹痛；胸痹心痛 ——寒凝血滞诸痛证
- 助阳化气，能增强化湿利水之功——阳虚致痰饮、蓄水、心悸、脉结代

◆ **紫苏**

味辛，性温。归肺、脾经。解表散寒、和胃止呕、理气安胎、解鱼蟹毒。

- ·解表散寒——外感风寒轻证致咳嗽痰多、气滞胸闷、呕恶者尤宜；发汗不如麻、桂
- ·行气和胃——脾胃气滞或伴痰凝致胸闷呕吐、脘痞纳呆
- ·理气安胎——脾胃气滞致胎动不安、呕恶食少
- ·解鱼蟹毒——食鱼蟹致呕吐、腹泻、腹痛

◆ **生姜**

味辛，性温。归肺、脾、胃经。解表散寒、温胃止呕、化痰行水、解毒。

- ·解表散寒、温肺止咳——外感风寒致头痛鼻塞、咳嗽、痰白清稀；发汗力弱
- ·温中化饮、降逆止呕——寒、热、痰饮、妊娠致各种呕吐，为"呕家圣药"
- ·解毒——半夏、天南星等药物毒和鱼蟹毒

【**配伍分析**】

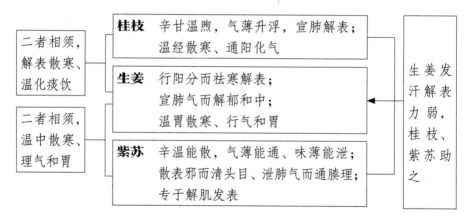

【**主治病症**】

（1）风寒感冒，以恶寒发热、汗出恶风、脘痞呕恶、咳嗽痰多、舌淡苔薄、脉浮为辨证要点。

（2）脾胃虚寒致胃脘痛，以胃脘冷痛、绵绵不休、遇冷痛甚、喜温

喜按、口淡多涎、喜热饮食、纳少便溏、舌淡苔白为辨证要点。

（3）寒邪直中胃腑致胃脘痛，以胃脘冷痛暴作、畏寒喜暖、遇寒痛甚、呕吐清涎、饮食不化、口淡不渴、舌淡苔白、脉弦紧为辨证要点。

【临床体会】

（1）桂枝、生姜相伍，源于《伤寒论》中桂枝汤，二者相须而用，加紫苏，加强发汗解表、温中散寒止呕之功。

（2）加减应用：①宣肺化痰湿，加苦杏仁、桑白皮；②理气化痰，加陈皮、枳壳；③健脾化痰湿，加茯苓、苍术。

（3）素体湿热、阴虚内热者不宜使用。

【常用剂量】

桂枝 6～10g；生姜 6～15g；紫苏 6～12g。

藁本、羌活、白芷

【配伍功效】

祛风散寒、胜湿止痛。

【单味功效】

◆ 藁本

味辛，性温。归膀胱经。祛风散寒、除湿止痛。

　·祛风散寒——太阳风寒致头痛身疼；本品善达巅顶，发散太阳经邪，尤宜巅顶头痛

　·胜湿止痛——风寒湿痹；本品能入肌肉、经络、筋骨，治疗风寒湿相搏，一身尽痛

◆ 羌活

味辛、苦，性温。归膀胱、肾经。散寒解表、通痹止痛。

·祛风散寒——太阳风寒致头痛身疼；本品气味雄烈，上升发表力强

·胜湿止痛——风湿痹痛；本品通利关节，善治项背、肢节等上半身疼痛

风寒夹湿犯上者尤宜

◆ **白芷**

味辛，性温。归肺、胃、大肠经。散寒解表、祛风止痛、解毒疗疮、化湿止带。

·辛能解表散寒——外感风寒致头痛鼻塞流涕；其解表散寒之力温和

·祛风通窍止痛——善治阳明头痛、齿痛

善治鼻渊头痛，为鼻渊要药

·温可散寒除湿——风寒湿痹痛、皮肤风湿瘙痒、寒湿带下；本品善除肺胃之风湿，燥湿止带

·解毒消肿排脓——疮痈肿毒、毒蛇咬伤，未溃者消散、已溃者排脓；本品为外科常用药

【配伍分析】

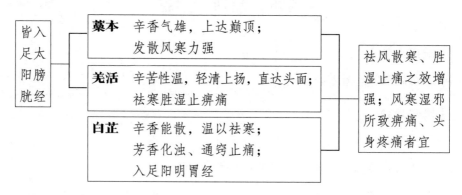

皆入足太阳膀胱经

藁本 辛香气雄，上达巅顶；发散风寒力强

羌活 辛苦性温，轻清上扬，直达头面；祛寒胜湿止痹痛

白芷 辛香能散，温以祛寒；芳香化浊、通窍止痛；入足阳明胃经

祛风散寒、胜湿止痛之效增强；风寒湿邪所致痹痛、头身疼痛者宜

【主治病症】

（1）风寒夹湿感冒，以恶寒无汗、头痛项强、肢体酸楚疼痛、头身困重为辨证要点。

（2）外感头痛、偏正头痛，不论巅顶、前额、单双侧头痛或眉棱骨痛均可。

【临床体会】

（1）本组角药为头痛验方，常用于治疗慢性紧张性头痛复感风寒者。头痛方的主要药味除本组角药外，尚有葛根、细辛、僵蚕、川芎、香附、柴胡、延胡索、蔓荆子等。

（2）加减应用：①据头痛部位不同，选择入少阴经之细辛，入阳明经之葛根，入太阳经之蔓荆子，或入少阳经之柴胡、川芎；②据寒凝血瘀的特点，加川芎、延胡索、香附、柴胡理气活血定痛。

（3）本组角药辛散温燥，阴虚内热、血虚头痛者不宜使用。

【常用剂量】

藁本 3～9g；羌活 8～10g；白芷 6～12g。

苍耳子、白芷、细辛

【配伍功效】

解表散寒、化湿通窍。

【单味功效】

◆ **苍耳子**

味辛、苦，性温。有毒。归肺经。散风除湿、宣肺通窍、止痒。

· 祛风通窍——风寒头痛、鼻渊头痛；本品疏达宣散，上达头顶，为鼻渊常用药

· 除湿止痛——风湿痹痛、肢节不和；本品下走足膝、内通骨髓，苦温燥湿

· 除湿止痒——风疹疥癣、皮肤湿疮、瘙痒；本品外透皮肤

◆ **白芷**

味辛，性温。归肺、胃、大肠经。散寒解表、祛风止痛、解毒疗疮、化湿止带。

· 辛能解表散寒——外感风寒致头痛鼻塞
流涕，其解表散寒之力温和 ┐
· 祛风通窍止痛——善治阳明头痛、齿痛 ┘ ── 善治鼻渊头痛，为鼻渊要药
· 温可散寒除湿——风寒湿痹痛、皮肤风湿瘙痒、寒湿带下；本品善除
肺胃之风湿，燥湿止带
· 解毒消肿排脓——疮痈肿毒、毒蛇咬伤，未溃者消散、已溃者排脓；
本品为外科常用药

◆ **细辛**

味辛，性温。有小毒。归肺、肾、心经。解表散寒、祛风止痛、通窍、
温肺化饮。

· 外散风寒、下通肾气——外感风寒表证、阳虚外感证
· 上疏头风、散寒止痛——风寒头痛、风寒牙痛、风湿痹痛等多种寒痛证
· 散风邪、化湿浊、通鼻窍——鼻渊等鼻科疾病致鼻塞、流涕、头痛；为
治鼻渊之良药
· 温化寒饮——寒饮咳喘
· 辛香走窜——研末吹鼻，有通窍取嚏之效，古方多作开关醒神救急之用

【配伍分析】

苍耳子	善入肺经，辛苦温润，上行脑巅；散风除湿、宣肺通窍	并走于上，辛温入肺；疏散风寒、宣通鼻窍；为鼻科常用角药
细辛	善入少阴经，气盛味烈，清而不浊；通达全身阳气，宣泄郁滞而通诸窍	
白芷	入阳明经，芳香走窜，辛散能行，温以祛寒；通窍止痛，风寒湿邪阻滞所致窍闭证尤宜	

【主治病症】

（1）外感风寒致头痛鼻塞，以头痛而胀、鼻塞不通，伴恶寒肢冷身痛、
流涕清稀、遇寒加重、舌淡苔白、脉浮紧或弦为辨证要点。

（2）鼻渊，以鼻塞头痛、流涕不止、不知香臭为辨证要点。

【临床体会】

（1）本组角药见于《证治准绳》之辛夷散，用于治疗鼻中壅塞不通、

流涕不止、不闻香臭等症。

（2）加减应用：①各种鼻炎（如鼻窦炎、过敏性鼻炎）、鼻息肉者，外感风寒发作之时，加用防风、羌活、藁本、川芎、辛夷等药物；②属热证者，鼻流浊涕时，加用辛夷、连翘、薄荷、野菊花、黄芩等药疏风宣肺、清热解毒。

（3）鼻渊易反复发作，若属病情缓解期，常予玉屏风散加减益气固表。

（4）细辛有毒，自古有"细辛不过钱"的说法，故用量宜慎之又慎。细辛反藜芦。

（5）苍耳子有小毒，不可过量服用。

（6）本组角药温燥，血虚头痛者不宜使用。

【常用剂量】

苍耳子 3 ～ 9g；白芷 9 ～ 12g；细辛 1.5 ～ 3g。

苍耳子、白芷、辛夷

【配伍功效】

祛风散寒、通窍止痛。

【单味功效】

◆ 苍耳子

味辛、苦，性温。有毒。归肺经。散风除湿、宣肺通窍、止痒。

- 祛风通窍——风寒头痛、鼻渊头痛；本品疏达宣散，上达头顶，为鼻渊常用药
- 除湿止痛——风湿痹痛、肢节不和；本品下走足膝、内通骨髓，苦温燥湿
- 除湿止痒——风疹疥癣、皮肤湿疮、瘙痒；本品外透皮肤

◆ 白芷

味辛，性温。归肺、胃、大肠经。散寒解表、祛风止痛、解毒疗疮、

化湿止带。

> ·辛能解表散寒——外感风寒致头痛鼻塞流涕；其解表散寒之力温和
> ·祛风通窍止痛——善治阳明头痛、齿痛 ┐
> └── 善治鼻渊头痛，为鼻渊要药
> ·温可散寒除湿——风寒湿痹痛、皮肤风湿瘙痒、寒湿带下；本品善除肺胃之风湿，燥湿止带
> ·解毒消肿排脓——疮痈肿毒、毒蛇咬伤，未溃者消散、已溃者排脓；本品为外科常用药

◆ **辛夷**

味辛，性温。归肺、胃经。散风解表、宣肺通鼻。

> ·散风寒，通鼻窍——常用于外感风寒致鼻塞流涕；本品辛散性浮，散表之风寒、除肺中风邪，升清阳、通鼻窍，为治鼻渊要药

【配伍分析】

苍耳子	善入肺经，辛苦温润，上行脑巅；散风除湿、宣肺通窍	并走于上，辛温入肺；疏散风寒、宣通鼻窍；为鼻科常用角药
辛夷	善走气入肺，助清阳上行头面；祛风通鼻、散寒止痛	
白芷	善入肺、阳明经；温以祛寒，辛散能行，芳香走窜；通窍止痛，风、寒、湿邪阻滞所致窍闭证尤宜	

【主治病症】

（1）外感风寒致头痛鼻塞，以头痛而胀、鼻塞不通，伴畏寒肢冷身痛、流涕清稀、遇寒加重、舌淡苔白、脉浮紧或弦为辨证要点。

（2）鼻渊，以鼻塞流涕、嗅觉减退、时有头痛为辨证要点。

【临床体会】

（1）本组角药见于《重订严氏济生方》之苍耳子散，由该组角药加上薄荷组成。用于治疗鼻塞、流浊涕不止、前额头痛等症。

（2）加减应用：①各种（如鼻炎、鼻窦炎）、过敏性鼻炎、鼻息肉者，

外感发作之时，可加用防风、羌活、藁本、川芎等药物；②属热证者，鼻流浊涕时，常加上金银花、连翘、薄荷、黄芩等疏风清热、宣肺解表。

（3）鼻渊易反复发作，若属病情缓解期，常予玉屏风散加减益气固表。

（4）苍耳子有小毒，不可过量服用。

（5）辛夷需布包煎。

（6）苍耳子、辛夷常 1 ：1 使用。

（7）本组角药温燥，血虚头痛者不宜使用。与苍耳子、白芷、细辛相比，本组角药解表之力更强，后者温通散寒之力更强。

【常用剂量】

苍耳子 3 ～ 9g；白芷 9 ～ 12g；辛夷 3 ～ 9g。

羌活、白芷、细辛

【配伍功效】

祛风散寒、胜湿止痛。

【单味功效】

◆ **羌活**

味辛、苦，性温。归膀胱、肾经。散寒解表、通痹止痛。

・祛风散寒——太阳风寒致头痛身疼；本品气味雄烈，上升发表力强

・胜湿止痛——风湿痹痛；本品通利关节，善治项背、肢节等上半身疼痛

风寒夹湿犯上者尤宜

◆ **白芷**

味辛，性温。归肺、胃、大肠经。散寒解表、祛风止痛、解毒疗疮、化湿止带。

· 辛能解表散寒——外感风寒致头痛鼻塞
流涕；其解表散寒之力温和 ——善治鼻渊头痛，为鼻渊要药
· 祛风通窍止痛——善治阳明头痛、齿痛
· 温可散寒除湿——风寒湿痹痛、皮肤风湿瘙痒、寒湿带下；本品善除
肺胃之风湿，燥湿止带
· 解毒消肿排脓——疮痈肿毒、毒蛇咬伤，未溃者消散、已溃者排脓；
本品为外科常用药

◆ **细辛**

味辛，性温。有小毒。归肺、肾、心经。解表散寒、祛风止痛、通窍、温肺化饮。

· 外散风寒、下通肾气——外感风寒表证、阳虚外感证
· 上疏头风、散寒止痛——风寒头痛、风寒牙痛、风湿痹痛等多种寒痛证
· 散风邪、化湿浊、通鼻窍——鼻渊等鼻科疾病致鼻塞、流涕、头痛；为
治鼻渊之良药
· 温化寒饮——寒饮咳喘
· 辛香走窜——研末吹鼻，有通窍取嚏之效，古方多作开关醒神救急之用

【配伍分析】

羌活 善入肺经，辛苦温润，上行脑巅；散风除湿、宣肺通窍	辛温发散走窜；能祛风散寒、除湿、通窍止痛；治疗风寒湿头痛、鼻渊、痹痛
细辛 辛温发散，散寒力胜，达表入里；入肺经散在表之风寒、入肾经除在里之寒邪；搜筋骨间之风湿；走窜通脉、蠲痹止痛、通痹散结之要药	
白芷 辛香能散，温以祛寒；芳香化湿醒浊、辟秽解毒；风寒外感、湿浊内阻皆可用之；通窍止痛，风、寒、湿邪阻滞所致窍闭证尤宜	

【主治病症】

（1）风寒、寒湿外感，以发热恶寒、头痛身疼、鼻塞不闻香臭、无汗脉浮等为辨证要点。

（2）寒湿痹证，以一身肢节疼痛、重着酸楚、麻木不仁、受寒或阴雨天加重为辨证要点。

（3）鼻渊病，因肺受风寒湿，久而不散，以鼻塞流涕、涕浓稠结聚不开、鼻不闻香臭为辨证要点。

【临床体会】

（1）羌活、白芷、细辛三药伍用见于：①《太平惠民和剂局方》川芎茶调散，用于治疗外感风邪头痛，佐以荆芥、防风、薄荷疏风解表，川芎活血祛风；②《此事难知》之九味羌活汤，用于治疗外有风寒湿邪、内有郁热者，加用黄芩、生地黄等药物清里热。

（2）此组角药用于：①感冒、头痛、关节炎属于风寒、寒湿外犯者；②内伤头痛者亦可使用。

（3）本组角药辛温燥烈、气雄力强，如表寒表湿不重、虚人外感有汗、病有化热倾向者，须谨慎使用。

（4）细辛有毒，自古有"细辛不过钱"的说法，故用量宜慎之又慎。细辛反藜芦。

【常用剂量】

羌活 6～10g；白芷 9～12g；细辛 1.5～3g。

羌活、白芷、川芎

【配伍功效】

祛风散寒、解表胜湿、活血止痛。

【单味功效】

◆ **羌活**

味辛、苦，性温。归膀胱、肾经。散寒解表、通痹止痛。

> ┌ ·祛风散寒——太阳风寒致头痛身疼；本品气味雄烈， ┐　　风寒夹湿
> │ 上升发表力强 　　　　　　　　　　　　　　　　　　 ├　犯上者尤宜
> │ 　·胜湿止痛——风湿痹痛；本品通利关节，善治项背、 │
> └ 肢节等上半身疼痛 　　　　　　　　　　　　　　　　 ┘

◆ **白芷**

味辛，性温。归肺、胃、大肠经。散寒解表、祛风止痛、解毒疗疮、化湿止带。

> ┌ ·辛能解表散寒——外感风寒致头痛鼻塞 ┐
> │ 流涕；其解表散寒之力温和 　　　　　 ├　善治鼻渊头痛，为鼻渊要药
> │ ·祛风通窍止痛——善治阳明头痛、齿痛 ┘
> │ ·温可散寒除湿——风寒湿痹痛、皮肤风湿瘙痒、寒湿带下；本品善除
> │ 肺胃之风湿，燥湿止带
> │ ·解毒消肿排脓——疮痈肿毒、毒蛇咬伤，未溃者消散、已溃者排脓；
> └ 本品为外科常用药

◆ **川芎**

味辛，性温。归肝、胆、心包经。活血行气、祛风止痛。

> ┌ ·活血行气——肝郁气滞致胁肋疼痛；　┐
> │ 　　　　　　肝血瘀阻致积聚痞块；　├内科病证 ┐　　治寒
> │ 　　　　　　心脉瘀阻致胸痹心痛；　┘　　　　　│　　凝血
> │ 　　　　　　闭经、痛经、腹痛；　　　　┐　　　│　　滞诸
> │ 　　　　　　月经不调、月经先期、月经后期；├下调经水、│　痛，
> │ 　　　　　　产后恶露不行、癥瘕积聚；　　│中开郁结，├　为血
> │ 　　　　　　疮疡脓成、体虚不溃等外科病证；│为妇科要药│　中气
> │ 　　　　　　跌仆损伤、瘀肿疼痛等伤科病证┘　　　　　┘　　药
> │ ·祛风止痛，能上行头目——风寒、风热、风湿、血虚、血瘀头痛，风
> └ 湿痹证；本品辛散温通，能旁通络脉，祛风止痛，为治头痛要药

【配伍分析】

羌活	辛苦而温，入太阳经；长于祛风胜湿止痛，尤善祛上半身的风寒湿邪	
白芷	辛香能散，温以祛寒，入阳明经；芳香化浊、通窍止痛；风、寒、湿邪阻滞致窍闭、疼痛者尤宜	祛风湿、通瘀滞、止痹痛；药力上行，三阳经俱至；对头面、上半身诸痛者效佳
川芎	辛温芳香，性升散，入少阳经；上行头目、下达血海；引药力入血，为祛风活血定痛之上品；"头痛不离川芎"	

【主治病症】

（1）风、寒、湿邪单独或相兼侵袭肌表，瘀阻脉络致各种偏正头痛。

（2）风、寒、湿邪单独或相兼侵袭肌表，瘀阻脉络致一身肢节疼痛、重着酸楚。

【临床体会】

（1）羌活、白芷、川芎三药伍用见于《太平惠民和剂局方》川芎茶调散，尤宜于治疗外感风邪头痛兼有瘀血阻络者。

（2）加减应用：①外感风邪者，常佐以荆芥、防风、藁本等疏风解表；②风热上攻者，常佐以菊花、蝉蜕、黄芩、薄荷等疏风清热；③兼有瘀血阻络者，常佐以延胡索、香附、柴胡等理气活血止痛。

（3）辛温辛散，阴虚火旺、劳热多汗者不宜，月经过多及出血性疾病不宜。

【常用剂量】

羌活 6～10g；白芷 9～12g；川芎 6～15g。

桑叶、菊花、蔓荆子

【配伍功效】

疏风宣肺、清热明目。

【单味功效】

◆ **桑叶**

味甘、苦，性寒。归肺、肝经。疏散风热、清肺止咳、平肝明目。

- 疏散风热——外感风热或温病初起致头痛发热、咽痒咳嗽、目赤
- 清肺润燥——肺热燥咳
- 平肝明目——肝火或风热致目赤涩痛、多泪、头痛、头晕等
- 凉血止血——血热妄行之咯血、吐血、衄血

◆ **菊花**

味辛、甘、苦，性微寒。归肺、肝经。疏散风热、清肝明目。

- 疏散风热——外感风热或温病初起致发热、头痛、咳嗽
- 平肝明目——风热、肝火上攻致目赤肿痛；肝肾阴虚致目暗昏花；肝阳上亢致头目眩晕、头痛；善治目疾，为眼科良药
- 清热解毒——疔疮肿毒

◆ **蔓荆子**

味辛、苦，性微寒。归膀胱、肝、胃经。疏散风热、清利头目、祛风止痛。

- 疏散风热——风热上攻致头昏头痛、偏头痛、齿龈肿痛；主散头面之邪
- 清利头目——风热上攻致目赤肿痛、目昏多泪，中气不足、清阳不升致耳鸣耳聋
- 祛风止痛——风湿痹痛

【配伍分析】

蔓荆子	疏散风热、清肝明目； 可升发清阳、通窍止痛； 升发与止痛之力最强	
菊花	平肝明目之力较胜，又能解毒益阴	均轻浮升散、寒凉；相须为用，偏上行头面，疏散在表之风热；清肝平肝、明目
桑叶	清疏之力较强，疏散风热； 亦可平肝润肺止咳； 善治风热表证或肝火兼有咳嗽头痛	

【主治病症】

（1）外感风热或温病初起致发热、头痛、咽干咽痛、咳嗽。

（2）肝经风热、肝火上炎致头痛、目赤肿痛、羞明多泪。

（3）肝阳上亢致头晕目眩、目涩、烦躁易怒。

【临床体会】

（1）桑叶、菊花相伍见于吴鞠通《温病条辨》桑菊饮，加蔓荆子以引药上行，加强清利头目之功。

（2）加减应用：①外感风热致头痛头晕者，加用连翘、荆芥、薄荷等药物；②风热上攻或肝火上炎致目赤肿痛者，加用苦丁茶、薄荷、黄芩等药物。

（3）桑叶蜜制能增强润肺止咳之效，故肺燥咳嗽多用蜜制桑叶。

（4）本组角药性寒，脾胃虚寒、阳虚者慎用。

【常用剂量】

桑叶 6～10g；菊花 6～10g；蔓荆子 10～12g。

香薷、厚朴花、扁豆花

【配伍功效】

解表祛暑、和中化湿。

【单味功效】

◆ 香薷

味辛，性微温。归肺、脾、胃经。发汗解表、化湿和中、利尿消肿。

- 发汗解表、化湿和中——夏月外感风寒、内伤暑湿之阴暑证，症见恶寒发热、头痛身重无汗、脘痞胸闷、呕吐腹泻、苔腻；被喻为"夏月麻黄"
- 利尿消肿——水肿、小便不利

◆ **厚朴花**

味苦辛，性温。归脾、胃、肺、大肠经。行气燥湿、宽中化滞、醒脾和胃。

- 行气燥湿、醒脾和胃——气滞湿阻致胸脘痞闷、纳呆食少、感冒咳嗽等

◆ **扁豆花**

味甘，性微温。归脾、胃经。解暑化湿、和中健脾。

- 和中健脾——脾气虚证；本品温和，补而不滞，味轻气薄，单用无功，须同用补气药
- 健脾化湿——脾虚湿浊下注致白带过多
- 解暑化湿——暑湿吐泻；本品性虽偏温，但无温燥助热伤津之弊

【配伍分析】

香薷	芳香质轻，辛散温通；解寒郁之暑气，和中解表；为夏月解表祛暑要药	祛暑解表、化湿和中、表里双解
厚朴花	苦辛性温，辛能散结、苦能燥湿、温能祛寒；故可行气燥湿、宽中化滞	
扁豆花	甘温清香，甘温补脾而不滋腻、芳香化湿而不燥烈；健脾和中、化湿消暑，较扁豆清暑透邪之力更强	

【主治病症】

（1）夏月过食生冷、乘凉受风、外寒内湿之暑湿感冒，以恶寒恶心、头痛无汗、胸闷肢倦、腹痛吐泻为辨证要点。

（2）暑温初起、复感风寒，以恶寒发热、无汗、心烦面赤、口渴、苔白为辨证要点。

（3）伏暑伤冷，以吐泻转筋、烦渴、心腹撮痛，甚者四肢厥冷为辨证要点。

【临床体会】

（1）宋代《太平惠民和剂局方》香薷饮，由香薷、白扁豆、厚朴各等分组成，具祛暑解表、化湿和中之功效。本组角药由香薷饮化裁而来，

以厚朴花代替厚朴、扁豆花代替扁豆。

（2）暑邪致病及用药特点：①暑为阳邪，其性开泄，故夏月人多汗，气随汗泻，中气多有不足，发汗宜轻透不宜峻汗，以防伤气阴；②暑多夹湿，暑湿困脾，如暑重湿轻，湿易热化，用药不宜过于温燥，以防伤津耗气；如暑轻湿重，暑蕴湿中，用药不宜太过凉润，以免阴柔恋邪；③暑性升散，暑邪多聚于头面，用药宜轻，重者药过病所。

（3）治暑当以轻清透散为要。可以厚朴花代厚朴，虽燥湿力弱，但芳香之力更胜一筹，更能醒脾和胃、透邪外出；以扁豆花代白扁豆，虽补益较弱，但清暑透邪之力更强，更不易伤正。

（4）加减应用：①暑温初起、复感风寒者，加金银花、连翘；②暑热明显者，加青蒿、滑石；③吐泻转筋者，加木瓜，甚者加黄连；④脾虚湿盛者，加茯苓、陈皮、白术。

（5）表虚有汗、阳暑证者忌用。

【常用剂量】

香薷 6～9g；扁豆花 6～9g；厚朴花 6～9g。

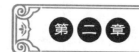 清热角药

葛根、僵蚕、木蝴蝶

【配伍功效】

疏风清热、利咽止痛。

【单味功效】

◆ **葛根**

味甘、辛，性凉。归脾、胃经。解肌退热、生津止渴、透发麻疹、升阳止泻。

- 解肌退热——外感发热、项背强痛，不论风寒、风热，有汗、无汗，皆可使用

- 生津止渴——鼓舞脾胃清气上行，上输津液、濡润筋脉，用于热病口渴及消渴

- 升阳止泻——鼓舞脾胃清气上行，用于湿热泻痢、脾虚泄泻

- 透发斑疹——麻疹初起，透发不畅

◆ **僵蚕**

味咸、辛，性平。归肝、肺、胃经。化痰止痉、祛风泻热、消肿散结。

- 辛能行散，祛风泻热——外感风热致头痛、咽痛

- 疏散风热、透疹止痒——风热外束致麻疹不透，风疹湿疹致皮肤瘙痒

- 祛散风热、明目退翳——肝经风热上攻致目赤肿痛、翳膜遮睛

- 咸能软坚，化痰镇痉、消肿散结——风中经络致口眼㖞斜及惊痫抽搐、痰核、瘰疬

◆ **木蝴蝶**

味苦、甘，性凉。归肺、肝、胃经。清肺利咽、疏肝和胃。

· 清肺热、利咽喉、化痰止咳——风热、肺热致喉痹喑哑、咽喉肿痛、咳嗽之常用药

· 疏肝和胃止痛——肝气郁滞致脘腹、胁肋胀痛等

【配伍分析】

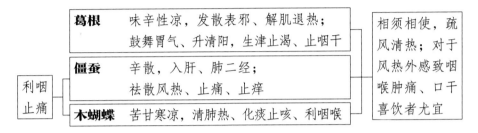

【主治病症】

（1）外感风热，以咽痛咽干、有异物感、声音嘶哑，伴口干喜饮、发热恶寒、咳嗽痰黄、舌尖红、苔薄黄、脉浮数为辨证要点。

（2）胃火炽盛，循经上犯，以咽喉肿痛、吞咽痛甚、语言謇涩、咽喉梗阻感、口干喜饮、发热便秘、小便黄、舌红苔黄、脉洪数为辨证要点。

【临床体会】

（1）僵蚕、木蝴蝶相伍见于中成药金嗓清音丸，源于2010年版《中华人民共和国药典》，常用于治疗喉痹，加葛根，以健脾胃、利咽生津。

（2）加减应用：①外感风热致咽喉疼痛、声音嘶哑者，常加用桔梗、薄荷、荆芥、防风、蝉蜕；②胃火上扰致咽喉疼痛者，常加用知母、芦根、石斛、黄连。

（3）退热生津宜生用葛根。

（4）阴虚内热所致咽痛者不宜。

【常用剂量】

葛根 10～15g；僵蚕 6～10g；木蝴蝶 3～6g。

菊花、葛根、木蝴蝶

【配伍功效】

疏风清热、清肝明目。

【单味功效】

◆ 菊花

味辛、甘、苦，性微寒。归肺、肝经。疏散风热、清肝明目。

- 疏散风热——外感风热或温病初起致发热、头痛、咳嗽
- 平肝明目——风热、肝火上攻致目赤肿痛；肝肾阴虚致目暗昏花；肝阳上亢致头目眩晕、头痛；善治目疾，为眼科良药
- 清热解毒——疔疮肿毒

◆ 葛根

味甘、辛，性凉。归脾、胃经。解肌退热、生津止渴、透发麻疹、升阳止泻。

- 解肌退热——外感发热、项背强痛，不论风寒、风热，有汗、无汗，皆可使用
- 生津止渴——鼓舞脾胃清气上行，上输津液、濡润筋脉，用于热病口渴及消渴
- 升阳止泻——鼓舞脾胃清气上行，用于湿热泻痢、脾虚泄泻
- 透发斑疹——麻疹初起，透发不畅

◆ 木蝴蝶

味苦、甘，性凉。归肺、肝、胃经。清肺利咽、疏肝和胃。

- 清肺热、利咽喉、化痰止咳——风热、肺热致喉痹喑哑、咽喉肿痛、咳嗽之常用药
- 疏肝和胃止痛——肝气郁滞致脘腹、胁肋胀痛等

【配伍分析】

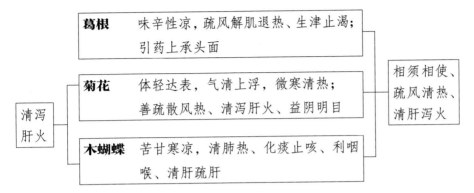

清泻肝火 —

葛根 味辛性凉，疏风解肌退热、生津止渴；引药上承头面

菊花 体轻达表，气清上浮，微寒清热；善疏散风热、清泻肝火、益阴明目

木蝴蝶 苦甘寒凉，清肺热、化痰止咳、利咽喉、清肝疏肝

— 相须相使、疏风清热、清肝泻火

【主治病症】

（1）风热感冒或温邪犯肺，以发热头痛、干咳或咳痰黄黏稠、咽干咽痛、贪凉饮冷、小便短赤为辨证要点。

（2）肝经风热、肝火上炎证，以目赤肿痛、羞明流泪、隐涩难开、烦躁易怒、口干口苦、舌红苔黄、脉数为辨证要点。

【临床体会】

（1）菊花、木蝴蝶相伍见于中成药金嗓开音丸，源于《中华人民共和国卫生部药品标准(中药成方制剂)》第十八册，常用于治疗急性喉痹，加葛根，以引药上达头面，且有健脾胃、利咽生津之效。

（2）加减应用：①外感风热致发热、咽喉疼痛者，常加用金银花、连翘、桑叶、桔梗、薄荷、荆芥、蝉蜕；②肝火上扰致目赤肿痛者，常加用黄芩、决明子、薄荷、桑叶、苦丁茶。

（3）退热生津宜生用葛根。

（4）脾胃虚寒、阳虚者慎用。

【常用剂量】

葛根 10 ~ 15g；菊花 6 ~ 9g；木蝴蝶 3 ~ 6g。

薄荷、蝉蜕、僵蚕

【配伍功效】

疏散风热、开窍止痒。

【单味功效】

◆ **薄荷**

味辛，性凉。归肺、肝经。疏散风热、清头目、利咽喉、透疹止痒。

· 疏散风热——外感风热、温病初起；本品辛散性强，最能辛凉宣散表邪，且能发汗

· 清利头目——风热上攻致头痛眩晕、目赤多泪

· 疏肝解郁——肝郁气滞致胸胁胀痛、月经不调

· 芳香化湿和中——夏令感受暑湿秽浊之气致脘腹胀痛、呕吐泄泻

· 利咽——风热壅盛致咽喉肿痛

◆ **蝉蜕**

味甘，性寒。归肺、肝经。疏散风热、透疹止痒、退翳明目、祛风解痉。

· 疏散风热、利咽开音——外感风热、温病初起致咽痛喑哑

· 透疹止痒——风热外束致麻疹不透，风疹湿疹、皮肤瘙痒

· 明目退翳——风热上攻或肝火上炎致目赤肿痛、翳膜遮睛

· 息风止痉——破伤风、小儿惊风；本品甘寒，能疏散肝经风热、凉肝息风止痉

· 镇静安神——小儿夜啼不安

◆ **僵蚕**

味咸、辛，性平。归肝、肺、胃经。化痰止痉、祛风泻热、消肿散结。

· 辛能行散，祛风泻热——外感风热致头痛、咽痛

· 疏散风热、透疹止痒——风热外束致麻疹不透，风疹湿疹、皮肤瘙痒

· 祛散风热、明目退翳——肝经风热上攻致目赤肿痛、翳膜遮睛

· 咸能软坚，化痰镇痉、消肿散结——风中经络致口眼㖞斜及惊痫抽搐、痰核、瘰疬

【配伍分析】

薄荷 轻清芳香，辛凉行散； 疏散风热、清利头目、透疹止痒	相须相使，疏风清热、透疹止痒；用于风热咽痛、皮肤瘙痒
僵蚕 辛散，入肝肺经；祛散风热、止痛止痒	
蝉蜕 味甘性寒，轻清升散，善走皮腠； 疏风清热、透疹止痒	

【主治病症】

（1）外感风热或温病初起，以头痛身热、咽喉肿痛、暗哑声嘶为辨证要点。

（2）小儿痰热、急热惊风，以惊风夜啼、咬牙、咳嗽、咽喉肿痛，甚者神昏抽搐为辨证要点。

（3）麻疹痘疹初发或透发不畅者。

（4）荨麻疹、风疹等见皮肤瘙痒者。

【临床体会】

（1）僵蚕、蝉蜕二者相伍见于《伤寒瘟疫条辨》升降散，以轻清透邪的僵蚕、蝉蜕透达郁热于外。加薄荷，以加强辛散透邪，引药上行，同时兼有疏肝解郁之效。

（2）加减应用：①外感风热咽痛者，加黄芩、柴胡、木蝴蝶等；②兼有便秘者，加大黄、牛蒡子；③皮肤瘙痒、皮疹者，加金银花、连翘、升麻、赤芍、黑豆等。

（3）薄荷宜后下。

（4）孕妇慎用蝉蜕。

（5）僵蚕疏散风热宜生用。

【常用剂量】

僵蚕 6～10g；薄荷 3～9g；蝉蜕 3～10g。

露蜂房、骨碎补、玄参

【配伍功效】

疏风清热、消肿止痛。

【单味功效】

◆ **露蜂房**

味甘，性平。归胃经。攻毒杀虫、祛风止痛。

- ·祛风止痛、止痒——风湿痹痛、牙痛、喉痹、风疹瘙痒等；本品质轻且性善走窜
- ·攻毒杀虫、攻坚破积——疮疡肿毒、乳痈、瘰疬、顽癣瘙痒、癌肿，蛔虫、绦虫病；常与解毒消肿生肌药配伍，为外科常用之品

◆ **骨碎补**

味苦，性温。归肝、肾经。活血续伤、补肾强骨。

- ·活血散瘀、消肿止痛、续筋接骨——跌仆损伤或创伤、筋骨损伤、瘀滞肿痛等伤科诸证；本品入肾治骨，能治骨伤碎骨而得名，为伤科要药
- ·苦温入肾，补肾健骨——肾虚致腰痛脚弱、耳鸣耳聋、牙痛、久泻等

◆ **玄参**

味甘、苦、咸，性微寒。归肺、胃、肾经。清热凉血、泻火解毒、滋阴。

- ·清热凉血——热入营分致身热夜甚，热陷心包致神昏谵语
- ·泻火解毒——虚火咽痛、脱疽
- ·滋阴降火—— 肠燥便秘，外感咽痛；苦咸质润而寒，能壮肾水而制浮游之火，可清上彻下，为滋阴降火要药
- ·润燥散结——瘰疬、痰核、痈疮

【配伍分析】

露蜂房	性善走窜，通经入骨；祛风、杀虫、除痹、止痛；虚实牙痛皆可用之
玄参	养阴生津、清热凉血；善治阴虚火旺、虚火上浮致牙龈肿痛；清热降火、解毒利咽、软坚散结；善治外感温热毒邪结聚之牙龈咽喉肿痛
骨碎补	补肾强骨、聪耳固齿；肾虚耳齿诸疾如肾虚牙痛多用之

露蜂房祛风止痛、玄参清火、骨碎补补肾固齿；标本兼顾，治牙龈肿痛

【主治病症】

（1）风火牙痛，以牙痛剧烈、持续不减、牙龈肿痛、痛连面颊、得冷痛减、受热痛增、口渴喜冷饮、舌红苔黄、脉浮数为辨证要点。

（2）虚火牙痛，以牙齿钝痛或隐痛、时发时止、经久不愈、牙齿虚浮、牙龈红肿不显、牙痛午后或夜间加重，伴口舌干燥、腰膝酸软、舌红少苔、脉细数为辨证要点。

【临床体会】

（1）本组角药源于福建民间验方，常用于治疗各种牙痛。

（2）加减应用：①风火牙痛者，常加淡竹叶、知母；②虚火牙痛者，除用本组角药外，常取六味地黄丸之意，加熟地黄、山茱萸、茯苓、牡丹皮、泽泻。

【常用剂量】

露蜂房 5～10g；玄参 15～30g；骨碎补 9～15g。

麻黄、生石膏、黄芩

【配伍功效】

清热、宣肺、平喘。

【单味功效】

◆ **麻黄**

味辛、微苦，性温。归肺、膀胱经。发汗解表、宣肺平喘、利水消肿。

- 性辛散，善达肌表，可开腠理、散风寒——外感风寒表实证之要药
- 温宣肺气，复肺司肃降之常，宣肺平喘——各种喘咳实证
- 散风止痒、散邪透疹——麻疹透发不畅、风疹身痒等
- 宣肺开腠、温化膀胱——水肿兼有表证者
- 温散寒邪、舒通经络——风湿痹证、阴疽、痰核等

◆ **石膏**

味辛、甘，性大寒。归肺、胃经。生用：清热泻火、除烦止渴；煅用：敛疮生肌、收湿、止血。

- ·清热泻火——温热病气分实热致壮热、烦渴、汗出、脉洪大；温病气血两燔致神昏谵语、发斑者┐清解肺胃
- ·除烦止渴——胃火致牙痛、头痛、消渴；肺热致喘咳、┘气分实热发热口渴 之要药
- ·敛疮生肌、收湿、止血——火煅研末外敷溃疡及外伤出血；为外科常用药

◆ **黄芩**

味苦，性寒。归肺、胆、脾、胃、大肠、小肠经。清热燥湿、泻火解毒、止血、安胎。

- ·清热燥湿——湿温、暑湿致胸闷呕恶，湿热痞满、黄疸泻痢
- ·泻火解毒——肺热咳嗽痰稠，热毒炽盛致神昏谵语，热毒疮肿、咽喉肿痛；本品善清肺火及上焦实热
- ·止血——血热出血
- ·安胎——胎热不安

【配伍分析】

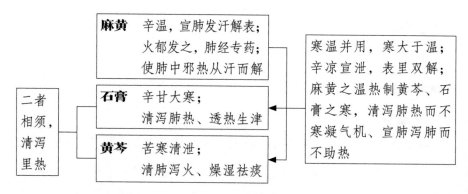

【主治病症】

（1）表邪入里化热，壅遏于肺，以身热不解、喘咳气逆，甚则鼻煽、口渴饮冷、舌苔薄黄、脉浮而数为辨证要点。

（2）肺热痰喘，以喘促气粗、咳嗽痰黄黏稠、咳吐不爽、身热汗出、口干饮冷、便秘尿赤、舌红苔薄黄或黄腻、脉滑数为辨证要点。

【临床体会】

（1）麻黄与石膏相伍，源于《伤寒论》麻黄杏仁甘草石膏汤，用于治疗误汗误下后喘而汗出的肺热证。可在前二者的基础上，加黄芩以增清除里热之功。痰热壅肺所致咳喘，症见发热、痰多、痰黄而黏、舌红苔黄或腻、脉滑数者，可联用桔梗、苦杏仁、莱菔子、胆南星、僵蚕、鱼腥草。

（2）黄芩分枯芩和子芩，其中枯芩为生长年久的宿根，中空而枯，体轻主浮，更善清上焦肺火，主治肺热咳嗽痰黄。

（3）虚热咳喘、素体虚寒者不宜使用。

（4）生石膏应打碎先煎。

【常用剂量】

麻黄 3～9g；生石膏 30～60g；黄芩 6～12g。

苦丁茶、牡丹皮、白芍

【配伍功效】

清肝利胆、清热除烦。

【单味功效】

◆ **苦丁茶**

味甘、苦，性寒。入肝、肺、胃经。疏风清热、明目生津、清化痰热、除烦止渴。

- ·疏风清热、明目生津——外感风热或肝阳化风致头痛、齿痛、耳鸣耳聋、目赤
- ·清热化痰、除烦止渴——热病烦渴、痢疾
- ·清热解毒——煮水外洗能治疗多种皮肤病及烫伤

◆ **牡丹皮**

味苦、甘，性微寒。归心、肝、肾经。清热凉血、活血祛瘀。

- ·清热凉血——温毒发斑、血热吐衄；温病伤阴致阴虚发热、夜热早凉、无汗骨蒸；本品苦寒，入心肝血分，善清营分、血分实热，善清透阴分伏热
- ·活血散瘀消痈——血滞经闭、痛经、跌打伤痛、痈肿疮毒

◆ **白芍**

味苦、酸，性微寒。归肝、脾经。养血敛阴、柔肝止痛、养阴平肝。

- ·养血调经——血虚或阴虚有热致月经不调、崩漏等
- ·柔肝止痛——肝郁不舒致胸胁、胃脘、腹部疼痛及四肢拘挛；肝脾不和致腹中挛急作痛或泻痢腹痛；肝阴虚阳亢致头痛、眩晕、肢体麻木、肌肉瞤动；为治诸痛之良药
- ·敛阴止汗——阴虚盗汗及营卫不和致表虚自汗

【配伍分析】

苦丁茶	善清肝热肝火、清心除烦；无苦寒伤阴之弊	三者相伍，苦丁茶清气分热、牡丹皮清血分热、白芍养阴制阳
牡丹皮	助肝火平降、凉血活血安神	
白芍	敛阴养血养肝体，令肝有所藏而肝阳不亢、心有所养而神安	

【主治病症】

（1）肝阴虚内热，以虚烦易怒、寐差多梦、潮热盗汗、舌红少苔、脉细数为辨证要点。

（2）温病惊厥后期，邪热未清，以夜热早凉、热退无汗、时有抽搐、舌红苔少、脉细数为辨证要点。

【临床体会】

（1）本组角药源于清宫秘方丁茶饮，由福建闽北名中医吴芝春所授，方中尚有黄芩、玫瑰花、绿萼梅、黄芪等药物，用以清肝火、散郁结、健

脾益气。

（2）本组角药常用于体质柔弱兼有肝火之人，此类人不可胜任龙胆草、栀子等大苦大寒之品，故用苦丁茶清肝火而不伤阴、白芍养阴而不敛邪、牡丹皮凉血而不留瘀。

（3）阳虚虚寒、脾虚便溏者不可使用。

（4）白芍反藜芦。

【常用剂量】

苦丁茶 6～10g；牡丹皮 9～15g；白芍 10～15g。

生地黄、牡丹皮、白芍

【配伍功效】

清热养阴、凉血散瘀。

【单味功效】

◆ 生地黄

味甘、苦，性寒。归心、肝、肾经。清热滋阴、凉血止血、生津止渴。

·清热凉血——热入营分致壮热神昏、口干舌绛，热入血分、血热毒盛致斑疹紫黑，温病后期致低热不退

·凉血止血——血热内盛、迫血妄行致吐血衄血、便血崩漏；炒炭可增凉血止血之效

·养阴生津——阴虚内热致骨蒸劳热、内热消渴、津伤口渴、肠燥便秘

◆ 牡丹皮

味苦、甘，性微寒。归心、肝、肾经。清热凉血、活血祛瘀。

·清热凉血——温毒发斑、血热吐衄；温病伤阴、阴虚发热致夜热早凉、无汗骨蒸；本品苦寒，入心肝血分，善清营分、血分实热，善清透阴分伏热

·活血散瘀消痈——血滞经闭、痛经、跌打伤痛、痈肿疮毒

◆ **白芍**

味苦、酸，性微寒。归肝、脾经。养血敛阴、柔肝止痛、养阴平肝。

· 养血调经——血虚或阴虚有热致月经不调、崩漏等

· 柔肝止痛——肝郁不舒致胸胁、胃脘、腹部疼痛及四肢拘挛；肝脾不和致腹中挛急作痛或泻痢腹痛；肝阴虚阳亢致头痛、眩晕、肢体麻木、肌肉瞤动；为治诸痛之良药

· 敛阴止汗——阴虚盗汗及营卫不和的表虚自汗证

【配伍分析】

生地黄	苦寒泄热，甘寒质润，入心肝血分；清营凉血，以泄邪热；养阴润燥，重在滋阴，阴生则易于退热	三药相伍，清透血热、滋养阴血；有散有收，共奏清热养阴凉血之职
牡丹皮	苦寒以清血热、辛散以行瘀血；凉血不留瘀、活血不动血；清芳透散，热退则有利于阴复	
白芍	入肝经血分，养血和血；酸能敛阴柔肝、苦以泻肝抑阳；重在收敛，又能养血，阴血互生	

【主治病症】

（1）温病热入营分，以身热夜甚、心烦口渴、舌绛脉数为辨证要点。

（2）温病热入营血，以烦热斑疹、舌质红绛无苔、脉细数为辨证要点。

（3）温病邪陷心包，以舌绛高热、神昏谵语为辨证要点。

（4）温病后期，邪热未尽，阴液已伤，以夜热早凉、热退无汗，伴神疲乏力、口干夜甚、虚烦不寐、舌红少苔、脉细数为辨证要点。

（5）血热妄行致吐血、衄血，以血色鲜红、发热或身热夜甚、口渴心烦、失眠多梦、舌红苔黄脉数为辨证要点。

（6）肝肾不足、阴虚内热证，以腰膝酸软、骨蒸劳热、口燥咽干、失眠多梦，甚者眩晕耳鸣、眼花目涩、舌红少苔、脉细数为辨证要点。

【临床体会】

（1）此组角药源于《外台秘要》之犀角地黄汤，常用于治疗各种皮肤病，如药物性皮炎、湿疹、痤疮以及各种紫癜等。

（2）加减应用：①热入营血致烦热谵语者，常加用赤芍、白茅根、栀子、茜草等药物；②血热斑疹者，加用赤芍、金银花、连翘等药物；③兼见湿热者，加用地肤子、白鲜皮、六一散、牛膝、薏苡仁等。

（3）阳虚虚寒、脾虚便溏者不可使用。

（4）白芍反藜芦。

【常用剂量】

生地黄 10 ～ 30g；牡丹皮 10 ～ 15g；白芍 10 ～ 15g。

知母、百合、浙贝母

【配伍功效】

滋阴清热、润肺止咳。

【单味功效】

◆ 知母

味苦、甘，性寒。归肺、胃、肾经。清热泻火、滋阴除蒸、生津止渴。

· 清热泻火——外感热病、高热烦渴；本品苦寒，能清热泻火除烦

· 滋阴润燥——阴虚燥咳、骨蒸潮热、阴虚消渴、肠燥便秘；本品甘寒，能生津润燥止渴

◆ 百合

味甘，性微寒。归肺、心、胃经。养阴润肺、清心安神。

· 养阴润肺——肺燥咳嗽、咯血；本品甘寒滋润、质厚多液，能润肺止咳

· 清心安神——热病之后余热未清、气阴不足致虚烦惊悸、失眠、心神不宁

◆ 浙贝母

味苦，性寒。归肺、心经。清热化痰、散结消痈。

·清热化痰——风热咳嗽及痰热郁肺致咳嗽；本品长于清化热痰、降泄肺气

　　　　　·散结消痈——痰火瘰疬结核、瘿瘤、乳痈疮毒、肺痈咳吐脓血

【配伍分析】

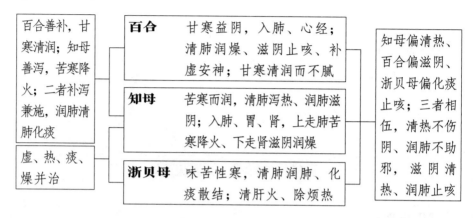

【主治病症】

　　（1）肺热咳嗽，以咳嗽痰黄黏稠难咳、痰中带血、胸闷胸痛、舌红苔黄、脉数为辨证要点。

　　（2）阴虚燥咳，以干咳少痰、久久不愈、口干舌红为辨证要点。

【临床体会】

　　（1）百合、知母相伍见于《金匮要略》百合知母汤，可清肺热、救阴液，用于治疗肺热壅盛、耗伤阴液，加用浙贝母，以加强清肺化痰、散结止咳之效。

　　（2）加减应用：①肺热甚者，加黄芩、鱼腥草、桑叶；②痰黏难咳者，加苦杏仁、紫菀、款冬花、桑白皮。

　　（3）本组角药性寒凉，寒痰、湿痰忌用，脾胃虚寒者不宜使用。

　　（4）清热泻火宜生用知母。

　　（5）浙贝母反乌头。

　　（6）百合有致畸、过敏的报道，故孕妇及有过敏史者不宜使用。

【常用剂量】

　　知母 6～15g；百合 12～30g；浙贝母 3～10g。

栀子、牡丹皮、淡豆豉

【配伍功效】

清热解表、解郁除烦。

【单味功效】

◆ **栀子**

味苦，性寒。归心、肺、三焦经。泻火除烦、清热利湿、凉血解毒。

- 泻火除烦——热病心烦、躁扰不宁；火毒炽盛、三焦俱热致高热烦躁、神昏谵语；肝胆火热上攻致目赤肿痛；本品苦寒清降，能清泻三焦火邪、泻心火而除烦，为治热病心烦之要药
- 清热利湿——湿热黄疸、小便短赤；本品有清利下焦肝胆湿热之功效
- 清热凉血——血淋涩痛或热淋，血热妄行致吐血、衄血、尿血、崩漏；本品善清利下焦湿热而通淋、清热凉血以止血
- 凉血解毒——火毒疮疡、红肿热痛

◆ **牡丹皮**

味苦、甘，性微寒。归心、肝、肾经。清热凉血、活血祛瘀。

- 清热凉血——温毒发斑、血热吐衄；温病伤阴、阴虚发热致夜热早凉、无汗骨蒸；本品苦寒，入心肝血分，善清营分、血分实热，清透阴分伏热
- 活血散瘀消痈——血滞经闭、痛经、跌打伤痛、痈肿疮毒

◆ **淡豆豉**

味苦、辛，性凉。归肺、胃经。解表、除烦、宣发郁热。

- 解表——外感表证；本品辛散轻浮，发汗解表之力平稳，风寒、风热表证皆宜
- 除烦、宣发郁热——外感热病、邪热内郁胸中致心中懊恼、烦热不眠；本品辛散苦泄性凉，既能透散外邪，又能宣散邪热、除烦

【配伍分析】

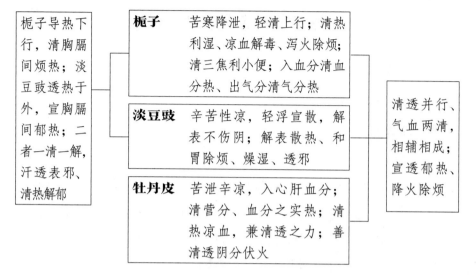

栀子导热下行，清胸膈间烦热；淡豆豉透热于外，宣胸膈间郁热；二者一清一解，汗透表邪、清热解郁

栀子 苦寒降泄，轻清上行；清热利湿、凉血解毒、泻火除烦；清三焦利小便；入血分清血分热、出气分清气分热

淡豆豉 辛苦性凉，轻浮宣散，解表不伤阴；解表散热、和胃除烦、燥湿、透邪

牡丹皮 苦泄辛凉，入心肝血分；清营分、血分之实热；清热凉血，兼清透之力；善清透阴分伏火

清透并行、气血两清，相辅相成；宣透郁热、降火除烦

【主治病症】

（1）温热病，热入血分致心胸烦闷、躁扰不宁。

（2）温热病中期，火毒炽盛致高热烦躁、神昏谵语。

（3）温热病后期，余热留扰胸膈致胸中烦闷、躁扰不宁、失眠。

（4）肝火炽盛，以头痛目赤、心烦口苦、失眠为辨证要点。

【临床体会】

（1）栀子、淡豆豉相伍源于《伤寒论》之栀子豉汤，为防热盛动血，故伍以牡丹皮。本组角药常用于热盛而阴伤不显者。

（2）加减应用：①阴液初伤者，加生地黄、白茅根；②肝火炽盛者，加龙胆草、生地黄、黄芩；③上焦热盛者，加黄芩；④中焦热盛者，加黄连；⑤下焦热盛者，加黄柏。

（3）本组角药性寒，脾虚便溏者不宜使用。

（4）生栀子走气分而泻火、焦栀子入血分而止血。

【常用剂量】

栀子3～10g；牡丹皮6～10g；淡豆豉6～15g。

桔梗、玄参、木蝴蝶

【配伍功效】

清热养阴、利咽止咳。

【单味功效】

◆ 桔梗

味苦、辛，性平。归肺经。宣肺、祛痰、利咽、排脓。

- 宣肺祛痰——咳嗽痰多、胸闷不畅；本品辛散苦泄，宣开肺气、祛痰，无论寒热皆宜
- 利咽开音——外邪犯肺、热毒炽盛致咽痛失音；本品能宣肺泄邪以利咽开音
- 宣肺排脓——肺痈咳嗽胸痛、咳痰腥臭；本品性散上行，能利肺气以排壅肺之脓痰
- 宣肺通下——癃闭、便秘；本品宣开肺气而通二便

◆ 玄参

味甘、苦、咸，性微寒。归肺、胃、肾经。清热凉血、泻火解毒、滋阴。

- 清热凉血——热入营分致身热夜甚、热陷心包致神昏谵语
- 泻火解毒——虚火咽痛、脱疽
- 滋阴降火——肠燥便秘、外感咽痛；苦咸质润而寒，能壮肾水而制浮游之火，可清上彻下，为滋阴降火要药
- 润燥散结——瘰疬、痰核、痈疮

◆ 木蝴蝶

味苦、甘，性凉。归肺、肝、胃经。清肺利咽、疏肝和胃。

- 清肺热、利咽喉、化痰止咳——风热、肺热致喉痹喑哑、咽喉肿痛、咳嗽之常用药
- 疏肝和胃止痛——肝气郁滞致脘腹、胁肋胀痛等症

【配伍分析】

桔梗 辛开苦泄，性善上行；开宣肺气、祛痰排脓；宽胸散结、利咽开音	桔梗宣肺祛痰，引药力上行；玄参偏于滋阴，清透阴分伏火、软坚散结；木蝴蝶善清气分热邪、化痰热结聚；三者相伍，利咽之力倍增，清热养阴、祛痰散结
玄参 苦寒，养阴润燥；清热降火、解毒利咽、软坚散结；入血分，清热凉血	
木蝴蝶 苦甘寒凉；善清肺热、化痰止咳、利咽喉；疏肝和胃	

【主治病症】

（1）肝、胃、肺之火循经上犯，痰热结聚咽喉，肺气失宣，以咽喉肿痛、心烦口苦、胸闷咳喘、痰黄黏稠、口干喜饮、便秘尿赤、舌红苔黄、脉数为辨证要点。

（2）风温热毒、邪热伤阴、肺失宣肃，以咽喉肿痛、声音嘶哑、恶寒发热、身痛头痛、咳嗽痰黄、身热夜甚、心烦口渴、舌绛、脉数为辨证要点。

【临床体会】

（1）桔梗、玄参相伍见于《医学摘粹》之桔梗玄参汤，用于治疗肺气不宣、鼻窍不利所致的鼻塞流涕。加木蝴蝶，用于治疗邪热上扰、肺气失宣、咽喉不利之咽痛。

（2）加减应用：①火热上炎致咽喉肿痛者，常加用黄芩、连翘、马勃、板蓝根；②邪热伤阴致咽喉肿痛者，常加用麦冬、冰片；③痰火郁结者，加浙贝母、射干、牛蒡子。

（3）本组角药性寒凉，脾胃虚弱者不宜使用。

（4）桔梗性升散，用量过大易致恶心呕吐，一般不超过 10g。

（5）玄参反藜芦。

【常用剂量】

玄参 10 ～ 15g；桔梗 3 ～ 10g；木蝴蝶 3 ～ 6g。

浙贝母、牡蛎、白芍

【配伍功效】

清热化痰、软坚散结。

【单味功效】

◆ **浙贝母**

味苦，性寒。归肺、心经。清热化痰、散结消痈。

- 清热化痰——风热咳嗽及痰热郁肺致咳嗽；本品长于清化热痰、降泄肺气
- 散结消痈——痰火瘰疬结核、瘿瘤、乳痈疮毒、肺痈咳吐脓血

◆ **牡蛎**

味咸、涩，性微寒。归肝、胆、肾经。重镇安神、潜阳补阴、软坚散结。

- 重镇安神——心神不安致惊悸怔忡，失眠多梦；本品质重能镇，有安神之功效
- 平肝潜阳——阴虚阳亢致头目眩晕、耳鸣烦躁，热灼真阴、虚风内动致四肢抽搐；本品咸寒质重，入肝经，有平肝潜阳、益阴之功
- 软坚散结——痰火郁结致痰核、瘰疬、瘿瘤，气滞血瘀之癥瘕积聚
- 收敛固涩——自汗、盗汗、遗精、滑精、尿频、遗尿、崩漏、带下等滑脱之证
- 制酸止痛——胃痛泛酸，须煅用

◆ **白芍**

味苦、酸，性微寒。归肝、脾经。养血敛阴、柔肝止痛、养阴平肝。

- 养血调经——血虚或阴虚有热致月经不调、崩漏等
- 柔肝止痛——肝郁不舒致胸胁、胃脘、腹部疼痛及四肢拘挛；肝脾不和致腹中挛急作痛或泻痢腹痛；肝阴虚阳亢致头痛、眩晕、肢体麻木、肌肉瞤动；为治诸痛之良药
- 敛阴止汗——阴虚盗汗及营卫不和致表虚自汗

【配伍分析】

浙贝母	味苦性寒，其气辛散；降泄除热、化痰软坚散结；专消痈疽毒痰、瘰疬结核瘿瘤	三者合用，滋阴清热、化痰软坚、散结；对瘀滞日久、痰热互结者尤宜
牡蛎	咸寒质重，平肝潜阳、补肝肾之阴；软坚化痰散结；善治痰核、瘰疬、瘿瘤、癥瘕积聚	
白芍	苦酸微寒，养血滋阴；以免清热破结之药耗伤阴液	

【主治病症】

（1）肝火郁结、痰火凝聚致瘰疬、痰核、瘿瘤，体表可扪及肿块、质坚韧、滑动、有触痛，伴心烦易怒、两胁作痛、口干苦、舌红苔略黄、脉弦数为辨证要点。

（2）痰瘀互结致癥瘕，如子宫肌瘤，以腹中包块、胀闷疼痛时作、心烦易怒、妇女月经增多、淋漓不尽、痛经为辨证要点。

（3）痰瘀热毒结聚致各种结节包块。

【临床体会】

（1）浙贝母、牡蛎相伍见于《医学心悟》之消瘰丸，以清肺化痰、软坚散结，加白芍，以免清热破结之药耗伤阴液。

（2）加减应用：①气滞血瘀者，加丹参、桃仁、乳香、没药；②癥瘕积聚者，加三棱、莪术、鳖甲消癥散结；③痰核瘰疬者，加海藻、昆布；④热毒甚者，加连翘、蒲公英、龙胆草；⑤尚可加黄芪益气，玄参清热滋阴、凉血散结。

（3）牡蛎软坚散结宜生用。

【常用剂量】

浙贝母 6～15g；牡蛎 10～30g；白芍 9～12g。

桔梗、牛蒡子、浙贝母

【配伍功效】

清热化痰、利咽止咳。

【单味功效】

◆ 桔梗

味苦、辛，性平。归肺经。宣肺、祛痰、利咽、排脓。

- 宣肺祛痰——咳嗽痰多、胸闷不畅；本品辛散苦泄，宣开肺气、祛痰，无论寒热皆宜

- 利咽开音——外邪犯肺、热毒炽盛致咽痛失音；本品能宣肺泄邪以利咽开音

- 宣肺排脓——肺痈咳嗽胸痛、咳痰腥臭；本品性散上行，能利肺气以排壅肺之脓痰

- 宣肺通下——癃闭、便秘；本品宣开肺气而通二便

◆ 牛蒡子

味辛、苦，性寒。归肺、胃经。疏散风热、宣肺祛痰、利咽透疹、解毒消肿。

- 疏散风热、宣肺祛痰、利咽——风热感冒、温病初起见咽喉红肿疼痛、咳嗽痰多不利；本品辛散苦泄，升散中具清降之性，善宣肺祛痰利咽

- 疏散风热、透疹——麻疹不透或透而复隐，风湿浸淫血脉致疮疥瘙痒；本品清泄透散，疏散风热、透泄热毒而使疹子透发

- 解毒消肿——痈肿疮毒、丹毒、痄腮喉痹等热毒病；本品辛苦性寒，升浮中具清降之性，外散风热、内解热毒

- 滑肠通便——性偏滑利，风热、热毒病证兼有大便热结不通者尤宜

◆ 浙贝母

味苦，性寒。归肺、心经。清热化痰、散结消痈。

·清热化痰——风热咳嗽及痰热郁肺致咳嗽；本品长于清化热痰、降泄肺气

　　·散结消痈——痰火瘰疬结核、瘿瘤、乳痈疮毒、肺痈咳吐脓血；本品苦泄清解热毒、化痰散结消痈

【配伍分析】

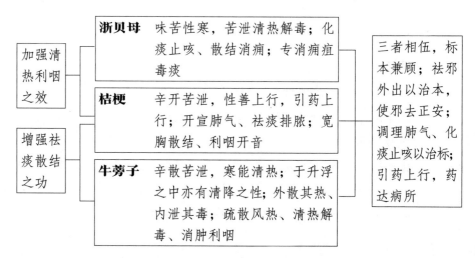

加强清热利咽之效

浙贝母 味苦性寒，苦泄清热解毒；化痰止咳、散结消痈；专消痈疽毒痰

桔梗 辛开苦泄，性善上行，引药上行；开宣肺气、祛痰排脓；宽胸散结、利咽开音

增强祛痰散结之功

牛蒡子 辛散苦泄，寒能清热；于升浮之中亦有清降之性；外散其热、内泄其毒；疏散风热、清热解毒、消肿利咽

三者相伍，标本兼顾；祛邪外出以治本，使邪去正安；调理肺气、化痰止咳以治标；引药上行，药达病所

【主治病症】

　　（1）风热袭肺、痰热蕴肺证，以咳嗽咳痰、痰黄黏稠、咳吐不爽，或肺痈胸痛、咳吐脓痰、气味腥臭，伴发热、口苦、舌红苔黄腻、脉滑数为辨证要点。

　　（2）热毒结聚头面之瘟毒发颐、痄腮，以耳垂为中心的肿胀疼痛、触痛、张口受限，伴发热、身痛、目赤咽痛为辨证要点。

　　（3）风热或肺胃热毒结聚咽喉致喉痹，以咽红肿痛、吞咽痛甚，伴口燥声嘶、发热、头痛、咳嗽为辨证要点。

【临床体会】

　　（1）本组角药源于《疫喉浅论》之清咽导痰汤，用以清利咽喉、化痰止咳。

　　（2）加减应用：①风热咳嗽者，加桑叶、前胡、薄荷；②痰热咳嗽者，加瓜蒌、杏仁、竹茹；③热毒盛致咽喉肿痛者，加射干、马勃、板蓝根；

④兼有便秘者，加瓜蒌、大黄、芒硝；⑤气滞痰阻者，加橘红、枳壳。

（3）桔梗性升散，用量过大易致恶心呕吐，一般不超过 10g。

（4）浙贝母反乌头。

【常用剂量】

桔梗 3 ～ 10g；牛蒡子 3 ～ 10g；浙贝母 3 ～ 10g。

白茅根、芦根、葛根

【配伍功效】

清热、生津、止渴。

【单味功效】

◆ 白茅根

味甘、性寒。归肺、胃、膀胱经。凉血止血、清热利尿、清肺胃热。

- ·凉血止血——血热出血致咯血、吐血、衄血、尿血；本品味甘性寒入血分，清血分之热
- ·清热利尿——热淋、水肿、小便不利、湿热黄疸
- ·清泻肺胃——肺热咳嗽、胃热呕吐、热病烦渴

◆ 芦根

味甘、性寒。归肺、胃经。清热泻火、生津止渴、除烦、止呕、利尿。

- ·清热生津——热病伤津致心烦口渴、肺热咳嗽、风热咳嗽、肺痈吐脓
- ·除烦止呕——胃热呕吐、呃逆
- ·清热利尿——热淋涩痛

◆ 葛根

味甘、辛，性凉。归脾、胃经。解肌退热、生津止渴、透发麻疹、升

阳止泻。

- 解肌退热——外感发热致项背强痛；不论风寒、风热，有汗、无汗皆可使用
- 生津止渴——鼓舞脾胃清气上行，上输津液、濡润筋脉，用于热病口渴及消渴
- 升阳止泻——鼓舞脾胃清气上行，用于湿热泻痢、脾虚泄泻
- 透发斑疹——麻疹初起，透发不畅

【配伍分析】

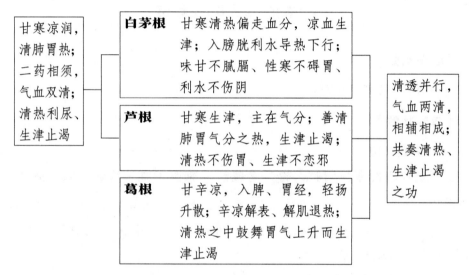

【主治病症】

（1）热病烦渴，以高热烦渴、干咳少痰、痰黏难咳、咽干舌燥，兼有小便不利为辨证要点。

（2）胃热津伤，以气逆呕哕、饥不欲食、大便干燥，或兼有小便短赤、舌红少苔脉细数为辨证要点。

【临床体会】

（1）本组角药白茅根、芦根、葛根，谓之三根汤，于民间流传，相传为张仲景所创，用于治疗热盛津伤之证。

（2）加减应用：①津伤烦渴者，加麦冬、天花粉、石斛；②肺热炽盛者，加黄芩、鱼腥草；③胃热炽盛者，加知母、竹茹、石膏、黄连。

（3）本组角药清热生津之力较强，对于肺胃热盛津伤之证尤宜，脾胃虚寒者不宜使用。

【常用剂量】

芦根 10 ～ 15g，鲜品 30 ～ 60g；白茅根 10 ～ 15g，鲜品 30 ～ 60g；葛根 10 ～ 15g。

北沙参、南沙参、玄参

【配伍功效】

滋阴润肺、清热化痰。

【单味功效】

◆ **北沙参**

味甘、微苦，性微寒。归肺、胃经。清肺养阴、益胃生津。

· 养阴清肺——肺阴虚或燥热伤肺致干咳少痰、劳嗽久咳、咽干喑哑

· 益胃生津——胃阴虚或热伤胃阴致口渴咽干、胃脘隐痛、嘈杂、干呕

◆ **南沙参**

味甘、微苦，性微寒。归肺、胃经。清肺养阴、祛痰止咳。

· 清肺养阴、祛痰止咳——肺热燥咳、虚劳久咳；本品长于清热祛痰

◆ **玄参**

味甘、苦、咸，性微寒。归肺、胃、肾经。清热凉血、泻火解毒、滋阴。

· 清热凉血——热入营分致身热夜甚、热陷心包致神昏谵语

· 泻火解毒——虚火咽痛、脱疽

· 滋阴降火——肠燥便秘、外感咽痛；本品苦咸，质润而寒，能壮肾水制浮游之火，可清上彻下，为滋阴降火要药

· 润燥散结——瘰疬、痰核、痈疮

【配伍分析】

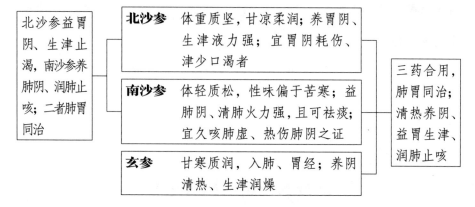

北沙参益胃阴、生津止渴，南沙参养肺阴、润肺止咳；二者肺胃同治	北沙参	体重质坚，甘凉柔润；养胃阴、生津液力强；宜胃阴耗伤、津少口渴者	三药合用，肺胃同治；清热养阴、益胃生津、润肺止咳
	南沙参	体轻质松，性味偏于苦寒；益肺阴、清肺火力强，且可祛痰；宜久咳肺虚、热伤肺阴之证	
	玄参	甘寒质润，入肺、胃经；养阴清热、生津润燥	

【主治病症】

（1）热病伤津或久病阴虚津亏，以咽干口渴、大便干燥、虚烦不眠、舌红少苔或舌光无苔、脉细数为辨证要点。

（2）阴虚肺燥或热伤肺阴，以干咳少痰、咽喉燥痒、舌红少苔为辨证要点。

（3）肺胃阴伤、肺肾阴虚之消渴。

（4）胃阴虚，以胃脘隐痛、嘈杂、干呕、舌红少苔或舌光无苔、脉细数为辨证要点。

【临床体会】

（1）本组角药源于我国中医皮肤外科奠基人赵炳南老先生经验方滋阴降火方，用以治疗阴虚火旺之证。

（2）加减应用：①肺阴虚燥热者，加麦冬、杏仁、桑叶、百合、浙贝母；②胃阴虚者，加石斛、玉竹、乌梅、麦冬、生地黄；③气阴两虚者，加淮山药、太子参、黄芪、黄精；④阴伤累及肝肾者，加牡丹皮、山茱萸、枸杞子。

（3）脾胃虚寒者慎用。

（4）沙参恶防己，反藜芦。

【常用剂量】

玄参 10～30g；北沙参 10～15g；南沙参 10～15g。

连翘心、玄参心、竹叶卷心

【配伍功效】

清心除烦、清热利尿。

【单味功效】

◆ 连翘心

味苦、性微寒。归肺、心、胆经。清热解毒、消痈散结、疏散风热、清心利尿。

- 清热解毒、消痈散结——痈肿疮毒、瘰疬痰核；本品长于清心火、解疮毒，有"疮家圣药"之称
- 疏散风热——风热外感、温病初起；本品长于清心火、散上焦风热
- 清心利尿——热淋涩痛

◆ 玄参心

味甘、苦、咸，性微寒。归肺、胃、肾经。清热凉血、泻火解毒、滋阴。

- 清热凉血——热入营分致身热夜甚、热陷心包致神昏谵语
- 泻火解毒——虚火咽痛、脱疽
- 滋阴降火——肠燥便秘、外感咽痛；苦咸质润而寒，能壮肾水制浮游之火，可清上彻下，为滋阴降火要药
- 润燥散结——瘰疬、痰核、疮痈

◆ 竹叶卷心

味甘、辛、淡，性寒。归心、胃、小肠经。清热泻火、除烦、生津、利尿。

- 清热泻火、除烦、生津——热病烦渴；本品长于清心泻火除烦、清胃生津止渴
- 清热泻火、利尿——心火上炎致口疮、心移热小肠之尿赤；本品上清心火、下利小便

【配伍分析】

连翘心	苦寒降泄；清热解毒、消痈散结；疏散风热、清心利尿；长于清心火、解疮毒，散上焦风热	连翘心偏清，透温热毒邪；玄参心泻火解毒凉血；竹叶卷心清心泻火利小便，使火从小便出；三药相伍，上下分消、气血同治，清心泻火除烦
竹叶卷心	甘辛淡寒；清热泻火、除烦；生津、利尿；上清心火、下利小便	
玄参心	甘苦咸微寒，入血分；清热凉血、泻火解毒、滋阴；能壮肾水而制浮游之火；为滋阴降火要药	

【主治病症】

（1）温病热入营分，以身热夜甚、心烦口渴、舌绛脉数为辨证要点。

（2）温病热入营血，以烦热斑疹、舌质红绛无苔、脉细数为辨证要点。

（3）温病邪陷心包，以舌绛高热、神昏谵语为辨证要点。

（4）温病后期，邪热未尽、阴液已伤，以夜热早凉、热退无汗，伴神疲乏力、口干夜甚、虚烦不寐、舌红少苔、脉细数为辨证要点。

（5）外感瘟毒、热毒壅盛致咽喉肿痛或痄腮喉痹。

（6）风热上攻证，以咽喉肿痛、吞咽不利、发热、舌尖红、苔薄黄、脉浮数为辨证要点。

【临床体会】

（1）此组角药源于《温病条辨》之清宫汤，此组药物皆用"心"，取象比类，取心能入心，以清秽浊之意。

（2）加减应用：①温热病热入心包者，加麦冬、莲子心；②温热病热入营血者，加水牛角、生地黄、金银花；③热病伤津者，加知母、生地黄、麦冬；④小便短赤者，加车前草、白茅根、木通；⑤外感风热者，加金银花、薄荷。

（3）连翘有青翘、老翘及连翘心之分。连翘心长于清心泻火，常用治邪入心包的高热烦躁、神昏谵语等症。

（4）竹叶卷心清心泻火作用更强，多用于温病热陷心包致神昏谵语。

（5）脾胃虚寒者不宜使用。

【常用剂量】

连翘心 3 ～ 6g；竹叶卷心 3 ～ 6g；玄参心 3 ～ 9g。

紫花地丁、半枝莲、白花蛇舌草

【配伍功效】

清热解毒、利湿消肿。

【单味功效】

◆ 紫花地丁

味苦、辛、寒。归心、肺经。清热解毒、凉血消肿、清热利湿。

- 清热解毒、凉血消肿——痈肿疔疮、丹毒、乳痈肠痈、毒蛇咬伤，鲜品外敷解毒；本品善治血热壅滞，以治痈肿疮毒为特长，尤善治疗毒
- 清热凉血——肝热目赤肿痛及外感热病

◆ 半枝莲

味辛，平。归心、小肠、肺经。清热解毒、利尿消肿。

- 清热解毒——疔疮肿毒、乳痈肿痛、蛇虫咬伤等诸般毒热之证；本品甘寒清热
- 利水消肿——水肿、小便不利、湿疮湿疹；本品甘淡渗利

◆ 白花蛇舌草

味甘、淡、性微寒。归肺、胃、大肠、膀胱经。清热解毒、利湿通淋。

- 清热解毒——热毒所致恶疮肿毒、肠痈腹痛、咽喉肿痛、毒蛇咬伤
- 利湿通淋——热淋涩痛

【配伍分析】

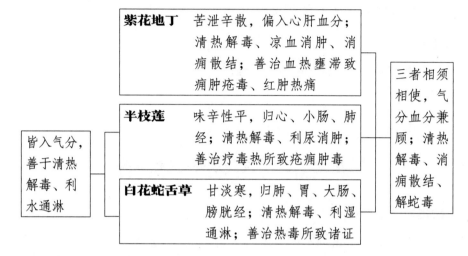

【主治病症】

（1）热毒结聚局部、气血壅滞而成痈肿、疔疮、丹毒、肿瘤，以局部肿痛，伴身热、口苦、舌红苔黄脉数为辨证要点。

（2）肠痈，以持续伴有阵发性加剧的右下腹痛，伴有恶寒发热、便秘、溲赤、舌红苔黄、脉弦数为辨证要点。

（3）毒蛇咬伤。

【临床体会】

（1）本组角药源于民间经验方五味消毒玄参汤，为治疗热毒结聚，特别是肿瘤的常用角药。

（2）加减应用：①清热解毒，加金银花、蒲公英、野菊花；②清热活血，加赤芍、牡丹皮、红藤；③清热散结，加夏枯草、浙贝母、郁金、薏苡仁；④清热通下，加大黄；⑤益气扶正，加炙黄芪、太子参、白术、茯苓。

（3）治疗毒蛇咬伤，可煎汤内服，并以渣外敷患处。

【常用剂量】

紫花地丁 15～30g；半枝莲 10～15g，鲜品 30～60g；白花蛇舌草 15～60g。

薏苡仁、败酱草、蒲公英

【配伍功效】

清热解毒、消痈排脓。

【单味功效】

◆ 薏苡仁

味甘、淡，性微寒。归脾、胃、肺经。利水消肿、渗湿、健脾、除痹、清热排脓。

- 健脾渗湿、利水消肿——脾虚湿盛致水肿腹胀、小便不利、泄泻、脚气浮肿
- 渗湿除痹——湿痹拘挛；本品能舒筋脉、缓和拘挛
- 渗湿清热——湿温初起或暑湿邪在气分致头痛恶寒、胸闷身重
- 清热排脓——肺痈胸痛、肠痈腹痛；本品清肺肠之热、排脓消痈

◆ 败酱草

味辛、苦，性微寒。归胃、大肠、肝经。清热解毒、消痈排脓、祛瘀止痛。

- 清热解毒、消痈排脓——肠痈肺痈、痈肿疮毒；本品为治肠痈要药
- 祛瘀止痛——产后瘀阻腹痛；本品辛散行滞，有破血行瘀、通经止痛之功

◆ 蒲公英

味苦、甘，性寒。归肝、胃经。清热解毒、消肿散结、利湿通淋、清肝明目。

- 清热解毒、消肿散结——内外热毒疮痈诸证如乳痈肿痛、疔毒肿痛、肠痈腹痛、肺痈吐脓、咽喉肿痛；鲜品外敷治毒蛇咬伤
- 清利湿热、利尿通淋——热淋涩痛、湿热黄疸
- 清肝明目——肝火上炎致目赤肿痛

【配伍分析】

薏苡仁	味甘淡，性微寒；上清肺金之热、下利肠胃之湿；清热利湿排脓，善治肺痈肠痈	皆能消散痈肿；薏苡仁善利水清热，败酱草善活血消痈，蒲公英善清热解毒、利湿通淋；三者相须相使，排脓解毒消痈力佳
败酱草	味辛苦，性微寒；解毒排脓、活血消痈；善治肠痈	
蒲公英	味苦甘，性寒；苦以降泄、甘以解毒、寒能清热；清热解毒、消痈散结、清肝明目	

【主治病症】

肠痈湿热并重之证，以持续伴有阵发性加剧的右下腹痛，伴有恶寒发热、恶心呕吐、便秘、腹胀、溲赤、苔黄腻、脉洪数等为辨证要点。

【临床体会】

（1）薏苡仁、败酱草相伍应用源于《金匮要略》之薏苡附子败酱散，因炎症初起时多热象明显、阳虚不甚，故以蒲公英易附子，以加强清热解毒之功效。本组角药常用于治疗急性阑尾炎。

（2）加减应用：①肠痈腹痛便秘、未化脓者，常与金银花、牡丹皮、桃仁等同用；②肠痈脓已成者，常与附子、大黄、牡丹皮、桃仁等同用。

（3）薏苡仁清利湿热宜生用。

（4）蒲公英用量过大，可致缓泻。

【常用剂量】

蒲公英9～15g；薏苡仁10～30g；败酱草6～15g。

天冬、麦冬、款冬花

【配伍功效】

养肺清热、降气化痰。

【单味功效】

◆ **天冬**

味甘、微苦,性寒。归肺、肾、胃经。养阴润燥、清肺生津。

> · 养阴润燥——肺阴不足、燥热内盛致干咳痰少、咯血、咽痛喑哑;肾阴亏虚致眩晕、耳鸣、腰膝酸痛及阴虚火旺之骨蒸潮热、内热消渴;肺肾阴虚致咳嗽、咯血
>
> · 清肺生津——热病伤津致食欲不振、口渴及肠燥便秘等

◆ **麦冬**

味甘、微苦,性微寒。归心、肺、胃经。养阴润肺、益胃生津、清心除烦。

> · 养阴润肺——肺阴不足、而有燥热的干咳痰黏、劳热咳嗽
>
> · 益胃生津——胃阴虚或热伤胃阴致口渴咽干、大便燥结
>
> · 清心除烦——心阴虚及温病热邪扰及心营致心烦不眠、舌绛而干

◆ **款冬花**

味辛、性温。归肺经。润肺下气、止咳化痰。

> · 润肺下气、止咳化痰——咳喘;本品辛温而润,咳喘无论寒热虚实,皆可随证配伍

【配伍分析】

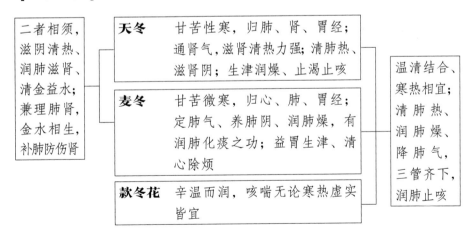

【主治病症】

(1)热病伤阴或燥邪伤肺,以干咳少痰、咽干口燥、痰中带血,甚

者咯血为辨证要点。

（2）热病后期、津伤液损，以口干舌燥、肠燥便秘、舌红少苔、脉细数为辨证要点。

【临床体会】

（1）本组角药为经验方三冬汤，常与知母、百合、浙贝母这组角药相伍，组成养阴清肺、润燥化痰之方剂。

（2）加减应用：①阴虚肺燥有热者，加桑叶、枇杷叶、玉竹、浙贝母；②咳嗽咯血者，加生地黄、白茅根、侧柏叶；③热病津伤肠燥者，加生地黄、玄参、何首乌。

（3）款冬花治疗内伤咳嗽时宜炙用。

（4）外感风寒、痰湿咳嗽、脾胃虚寒者忌服。

【常用剂量】

天冬 10～15g；麦冬 10～15g；款冬花 5～10g。

木蝴蝶、桔梗、牛蒡子

【配伍功效】

宣肺清热、利咽止痛。

【单味功效】

◆ 木蝴蝶

味苦、甘，性凉。归肺、肝、胃经。清肺利咽、疏肝和胃。

· 清肺热、利咽喉、化痰止咳——风热、肺热致喉痹喑哑、咽喉肿痛、咳嗽之常用药

· 疏肝和胃止痛——肝气郁结致脘腹、胁肋胀痛

◆ 桔梗

味苦、辛，性平。归肺经。宣肺、祛痰、利咽、排脓。

· 宣肺祛痰——咳嗽痰多、胸闷不畅；本品辛散苦泄，宣开肺气、祛痰，无论寒热皆宜

· 利咽开音——外邪犯肺、热毒炽盛致咽痛失音；本品能宣肺泄邪以利咽开音

· 宣肺排脓——肺痈咳嗽胸痛、咳痰腥臭；本品性散上行，能利肺气以排壅肺之脓痰

· 宣肺通下——癃闭、便秘；本品宣开肺气而通二便

◆ 牛蒡子

味辛、苦，性寒。归肺、胃经。疏散风热、宣肺祛痰、利咽透疹、解毒消肿。

· 疏散风热、宣肺祛痰、利咽——风热感冒、温病初起见咽喉红肿疼痛、咳嗽痰多不利；本品辛散苦泄，升散中具清降之性，善宣肺祛痰利咽

· 疏散风热、透疹——麻疹不透或透而复隐、风湿浸淫血脉致疮疥瘙痒；本品清泄透散，疏散风热、透泄热毒而透疹

· 解毒消肿——痈肿疮毒、丹毒、痄腮喉痹等热毒病证；本品辛苦性寒，升浮中具清降之性，外散风热、内解热毒

· 滑肠通便——性偏滑利，风热、热毒病证兼有大便热结不通者尤宜

【配伍分析】

桔梗	辛宣苦泄，性平不燥；善开宣肺气、祛痰宽胸；上行咽喉，利咽开音	木蝴蝶清肺热、疏肝和胃，桔梗宣肺祛痰、引药力上行咽喉，牛蒡子清热解毒、辛散透热，使外感热邪得以表散
牛蒡子	味辛苦、性寒凉；味辛宣疏散透热；味苦，升浮中亦有清降之性；性寒能清热，外散其热、内泄其毒；疏散风热、清热解毒、消肿利咽	
木蝴蝶	苦甘寒凉，入肝、肺经；清肺热、化痰止咳；利咽喉、疏肝和胃	

【主治病症】

（1）外感风热、温热毒邪或肝胃之火循经上犯，热毒结聚咽喉，致喉痹暗哑，以咽喉肿痛、声音嘶哑，或伴干咳少痰、发热身痛为辨证要点。

（2）肺热、痰热咳嗽，以痰黄黏稠难咳、胸闷气促、发热，或伴咽

喉肿痛、声音嘶哑、舌红苔薄黄或腻、脉滑数为辨证要点。

【临床体会】

（1）角药桔梗、牛蒡子、浙贝母源于《疫喉浅论》之清咽导痰汤，将木蝴蝶易浙贝母，以增清肝利咽之效。

（2）加减应用：①风热咳嗽者，加桑叶、前胡；②痰热咳嗽者，加瓜蒌、杏仁；③热毒盛致咽喉肿痛者，加射干、马勃、板蓝根；④兼有便秘者，加大黄、芒硝。

（3）桔梗性升散，用量过大易致恶心呕吐，一般不超过 10g。

【常用剂量】

桔梗 3～10g；木蝴蝶 3～6g；牛蒡子 3～10g。

金银花、蒲公英、升麻

【配伍功效】

清热除毒、升阳发表。

【单味功效】

◆ **金银花**

味甘，性寒。归肺、心、胃经。清热解毒、疏散风热、凉血止痢。

· 清热解毒、散痈消肿——痈肿疔疮、肠痈腹痛、肺痈咳吐脓血；治一切内痈外痈

· 清热解毒、透热达表——外感风热，温病邪在卫分、邪入气分、邪入营血，暑温

· 清热解毒、凉血止痢——热毒痢疾、下利脓血

◆ **蒲公英**

味苦、甘，性寒。归肝、胃经。清热解毒、消肿散结、利湿通淋、清肝明目。

　　·清热解毒、消肿散结——内外热毒疮痈诸证如乳痈肿痛、疔毒肿痛、肠痈腹痛、肺痈吐脓、热毒咽喉肿痛；鲜品外敷治毒蛇咬伤

　　·清利湿热、利尿通淋——热淋涩痛、湿热黄疸

　　·清肝明目——肝火上炎致目赤肿痛

◆ 升麻

　　味辛、微甘，性微寒。归肺、脾、胃、大肠经。解表透疹、清热解毒、升举阳气。

　　·发表退热——外感表证
　　- 风热感冒或温病初起致发热、头痛；
　　- 风寒感冒致恶寒发热、无汗、头痛、咳嗽；
　　- 外感风热夹湿致阳明经头痛（前额作痛）、呕逆、心烦痞满

　　·发表透疹——麻疹不透；本品辛散发表，透发麻疹

　　·清热解毒——热毒证
　　- 阳明胃热致头痛、牙龈肿痛、口舌生疮、咽肿喉痛、皮肤疮毒；
　　- 风热疫毒上攻致大头瘟，见头面红肿、咽喉肿痛、疠腮肿痛、温毒发斑；
　　- 为清热解毒之良药

　　·升举阳气——气虚下陷致脘腹重坠作胀，月经量多或崩漏，食少倦怠，久泻脱肛，子宫、肾等脏器下垂；胸中大气下陷致气短不足以息；本品善引脾胃清阳之气上升

【配伍分析】

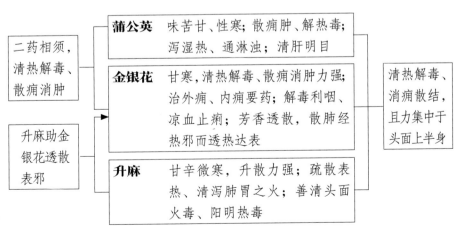

59

【主治病症】

（1）外感风热或温病初起，以身热头痛、咽喉肿痛、口渴、舌红苔薄脉浮数为辨证要点。

（2）热毒结聚所致的疮痈疔肿、齿痛咽痛、鼻渊口疮、颜面丹毒、温毒发斑、目赤肿痛等，尤以头面、上半身疔疮肿毒为主。

【临床体会】

（1）金银花、蒲公英相伍见于《医宗金鉴》之五味消毒饮，伍以升麻，以引药上达头面，使之善清头面火毒。

（2）加减应用：①外感风热或温病初起者，加连翘、薄荷、牛蒡子等；②疔疮初起者，加皂角刺、白芷；③疮痈肿毒、咽喉肿痛者，加紫花地丁、连翘、牡丹皮；④肺热壅盛者，加鱼腥草、桑叶、竹叶、白茅根；⑤温毒发斑者，加大青叶、紫草、生地黄等。

（3）本组角药性寒凉，如邪热已衰或阳气不足、脾胃虚寒及气虚疮疡脓清者忌用。

（4）金银花疏散风热、清泻里热以生品为佳。

（5）升麻发表透疹、清热解毒宜生用。

（6）蒲公英用量过大，可致缓泻。

【常用剂量】

金银花 10～15g；升麻 10～15g；蒲公英 9～15g。

黄芩、黄连、黄柏

【配伍功效】

泻火解毒、清热燥湿。

【单味功效】

◆ 黄芩

味苦，性寒。归肺、胆、脾、胃、大肠、小肠经。清热燥湿、泻火解毒、

止血、安胎。

- ·清热燥湿——湿温、暑湿致胸闷呕恶、湿热痞满、黄疸泻痢
- ·泻火解毒——肺热咳嗽痰稠，热毒炽盛致神昏谵语，热毒疮肿、咽喉肿痛；本品善清肺火及上焦实热
- ·止血——血热出血
- ·安胎——胎热不安

◆ 黄连

味苦，性寒。归心、脾、胃、胆、大肠经。清热泻火、燥湿解毒、医疮。

- ·清热燥湿——湿热痞满、胃热呕吐、肝火犯胃致呕吐吞酸，湿热泻痢；本品善清中焦湿热，善去脾胃大肠湿热，为治泻痢要药
- ·泻火解毒——高热神昏、心烦不寐、血热吐衄；痈疽疔毒、目赤牙痛；胃火炽盛、消谷善饥致消渴；外用治湿疹、湿疮、耳道流脓；本品善泻心经实火，善清胃火而治消渴，善疗疔毒

◆ 黄柏

味苦，性寒。归肾、膀胱、大肠经。清热燥湿、泻火解毒、清退虚热。

- ·清热燥湿——湿热下注致带下黄稠、阴痒阴肿、足膝红肿疼痛、湿热淋证，湿热泻痢、湿热黄疸、湿疹湿疮
- ·泻火解毒——热毒疮疡
- ·清退虚热——阴虚发热、盗汗遗精

【配伍分析】

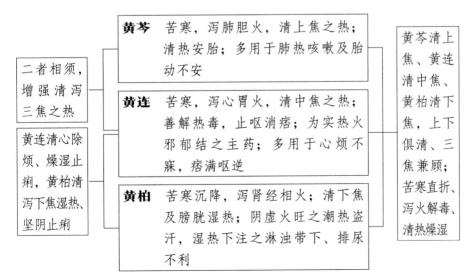

二者相须，增强清泻三焦之热

黄连清心除烦、燥湿止痢，黄柏清泻下焦湿热、坚阴止痢

黄芩 苦寒，泻肺胆火，清上焦之热；清热安胎；多用于肺热咳嗽及胎动不安

黄连 苦寒，泻心胃火，清中焦之热；善解热毒，止呕消痞；为实热火邪郁结之主药；多用于心烦不寐，痞满呕逆

黄柏 苦寒沉降，泻肾经相火；清下焦及膀胱湿热；阴虚火旺之潮热盗汗；湿热下注之淋浊带下、排尿不利

黄芩清上焦、黄连清中焦、黄柏清下焦，上下俱清、三焦兼顾；苦寒直折、泻火解毒、清热燥湿

【主治病症】

（1）心火炽盛，以高热烦躁、口燥咽干、神昏谵语、心烦失眠、小便短赤、舌红苔黄、脉数有力为辨证要点。

（2）热病迫血妄行致吐血、衄血、便血、肠风下血，甚或发斑，伴口燥咽干、心烦失眠、小便短赤、舌红苔黄、脉数有力为辨证要点。

（3）湿热黄疸，以皮肤黄染、目黄尿黄、口苦、舌红苔黄、脉数有力为辨证要点。

（4）湿热蕴结肠道，以发热缠绵、口干苦、暴注下泄、肛门灼热、里急后重、下利黏液血便为辨证要点。

（5）胃火亢盛致牙龈肿痛、口舌生疮。

（6）阳证之痈肿疔疮重证，伴有身热烦渴者。

【临床体会】

（1）本组角药源于《外台秘要》之黄连解毒汤，为苦寒泻火燥湿之剂。

（2）加减应用：①一切实热火毒、三焦热盛者，伍栀子通泻三焦而成黄连解毒汤；②黄连解毒汤证兼便秘者，加栀子、大黄；③阴虚发热、盗汗便秘者，加当归、生地黄、熟地黄、黄芪，此法常用于现代之甲状腺功能亢进、结核病；④肝胆火炽者，可加龙胆草、芦荟、大黄等；⑤热伤血络者，则可加用茜草、白茅根、仙鹤草、地榆。

（3）本组角药苦寒峻猛，宜中病即止，不可久用；脾胃虚弱、阳虚者不宜使用。

【常用剂量】

黄芩6～12g；黄连3～9g；黄柏6～12g。

枸杞子、谷精珠、菊花

【配伍功效】

滋肾补肝、清热明目。

【单味功效】

◆ **枸杞子**

味甘，性平。归肝、肾经。滋补肝肾、益精明目。

- ·滋补肝肾——肝肾阴虚致潮热盗汗、消渴及早衰
- ·益精明目——肝肾阴虚或精亏血虚致两目干涩、内障目昏

◆ **谷精珠**

味辛、甘，性平。归肝、肺经。疏散风热、明目退翳。

- ·疏散风热——风热头痛
- ·明目退翳——风热上攻致目赤肿痛、羞明多泪、眼生翳膜

◆ **菊花**

味辛、甘、苦，性微寒。归肺、肝经。疏散风热、清肝明目。

- ·疏散风热——外感风热或温病初起致发热、头痛、咳嗽
- ·平肝明目——风热、肝火上攻致目赤肿痛；肝肾阴虚致目暗昏花；肝阳上亢致头目眩晕、头痛；本品善治目疾，为眼科良药
- ·清热解毒——疔疮肿毒

【配伍分析】

枸杞子 甘平，滋补肝肾而益精明目		枸杞子滋补肝肾、益精明目而治本，谷精珠疏散风热、明目退翳而治标，菊花疏散风热、清肝明目；三者标本兼顾，补散清相结合
谷精珠 辛甘平，轻浮升散；善于疏散头面风热而明目退翳		
菊花 甘苦而凉，为目病要药；疏风清热、清肝泻火、益阴明目；清苦泄降，能收摄虚阳纳归于下		

【主治病症】

（1）肝肾阴虚所致的目涩畏光、视物模糊、迎风流泪。

（2）精亏血少所致的翳膜遮睛、隐涩羞明、细小沉陷。

【临床体会】

（1）本组角药源于《中国药典》之明目地黄丸加谷精珠、黑豆而成

的经验方加味明目地黄丸，用于滋肾补肝、清热明目。

（2）加减应用：①肝肾阴虚者，加熟地黄、山茱萸、淮山药；②肝肾精血不足者，加怀牛膝、菟丝子、何首乌；③头面风热明显者，加荆芥、决明子、牛蒡子、薄荷。

【常用剂量】

枸杞子 6 ～ 12g；谷精珠 5 ～ 10g；菊花 6 ～ 9g。

桑白皮、地骨皮、牡丹皮

【配伍功效】

清退虚热、泻肺平喘。

【单味功效】

◆ 桑白皮

味甘，性寒。归肺经。泻肺平喘、利水消肿。

- ·泻肺平喘——肺热咳喘；本品性甘寒，清泻肺火、泻肺中水气而平喘
- ·利水消肿——水肿；本品降肺气、通调水道、利水消肿，风水、皮水等阳水实证尤宜
- ·清肝降压止血——衄血、咯血及肝火偏旺之高血压

◆ 地骨皮

味甘、淡，性寒。归肺、肝、肾经。凉血除蒸、清肺降火。

- ·凉血除蒸——阴虚发热、盗汗骨蒸；本品甘寒清润，清肝肾之虚热、除有汗之骨蒸
- ·清肺降火——肺热咳嗽；本品甘寒，善清泻肺热、除肺中伏火
- ·凉血止血——血热妄行致吐血衄血
- ·养阴生津——消渴内热

◆ 牡丹皮

味苦、甘，性微寒。归心、肝、肾经。清热凉血、活血祛瘀。

· 清热凉血——温毒发斑、血热吐衄，温病伤阴致阴虚发热、夜热早凉、无汗骨蒸；本品苦寒，入心、肝血分，善清营分、血分实热，善清透阴分伏热

· 活血散瘀消痈——血滞经闭、痛经、跌打伤痛、痈肿疮毒

【配伍分析】

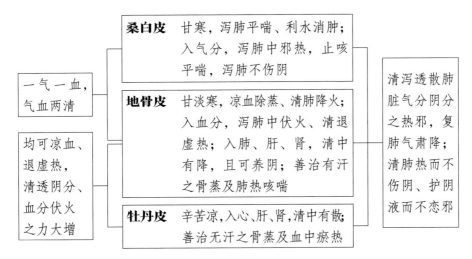

桑白皮 甘寒，泻肺平喘、利水消肿；入气分，泻肺中邪热，止咳平喘，泻肺不伤阴

地骨皮 甘淡寒，凉血除蒸、清肺降火；入血分，泻肺中伏火、清退虚热；入肺、肝、肾，清中有降，且可养阴；善治有汗之骨蒸及肺热咳喘

牡丹皮 辛苦凉，入心、肝、肾，清中有散；善治无汗之骨蒸及血中瘀热

一气一血，气血两清

均可凉血、退虚热，清透阴分、血分伏火之力大增

清泻透散肺脏气分阴分之热邪，复肺气肃降；清肺热而不伤阴、护阴液而不恋邪

【主治病症】

（1）肺热阴伤或久咳不止，气阴两虚，以喘咳、咯血、干咳伴咳声短促、痰少而黏、口干咽燥、手足心热、潮热盗汗、舌红少苔、脉细数为辨证要点。

（2）肝火犯肺，以咳嗽胁痛、不能转侧，甚则咯血、舌红苔黄、脉弦数为辨证要点。

【临床体会】

（1）本组角药见于《通俗伤寒论》之桑丹泻白散，常用于治疗肺热喘咳或肝火犯肺之证。

（2）加减应用：①清肺化痰，常配伍浙贝母、紫菀、桔梗、竹茹；②清肝泻热，常配伍桑叶、黄芩；③通便，常配伍瓜蒌仁、当归；④止血，常配伍三七粉、血余炭。

【常用剂量】

桑白皮 6～10g；地骨皮 10～15g；牡丹皮 6～12g。

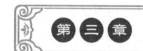

第三章 泻下角药

大黄、枳壳、厚朴

【配伍功效】

理气除滞、清热通下。

【单味功效】

◆ 大黄

味苦，性寒。归脾、胃、大肠、肝、心包经。泻下攻积、清热泻火、凉血解毒、逐瘀通经。

- 泻下攻积——积滞便秘；本品能荡涤肠胃、推陈致新，为治疗积滞便秘之要药，苦寒沉降，善泻热，故实热便秘尤为适宜
- 泻下通便，导湿热外出——湿热痢疾、黄疸、淋证
- 破痰实、通脏腑、降湿浊——老痰壅塞、喘逆不得平卧、大便秘结
- 清热泻火凉血——血热吐衄、目赤咽肿
- 清热解毒——热毒痈肿疔疮、肠痈腹痛
- 活血逐瘀通经——妇女产后瘀阻腹痛、恶露不尽，血瘀经闭，跌打损伤，瘀血肿痛
- 外用泻火解毒、凉血消肿——热毒痈肿疔疮、乳痈、口疮糜烂、烧烫伤

◆ 枳壳

味苦、酸，性微寒。归肺、脾、肝、胃、大肠经。破气除痞、化痰消积。

- 破气除痞——食积不化、脘腹胀满、嗳腐气臭；热结便秘、腹痞胀满；湿热泻痢、里急后重
- 化痰消积——胸阳不振致痰阻胸痹，痰热结胸，心下痞满、食欲不振

◆ **厚朴**

味苦、辛，性温。归脾、胃、肺、大肠经。燥湿消痰、下气除满。

- ·燥湿消痰、下气除满——湿阻中焦致脘腹胀满，食积气滞致腹胀便秘
- ·燥湿消痰、下气平喘——痰饮喘咳
- ·燥湿消痰、下气宽中——梅核气

【配伍分析】

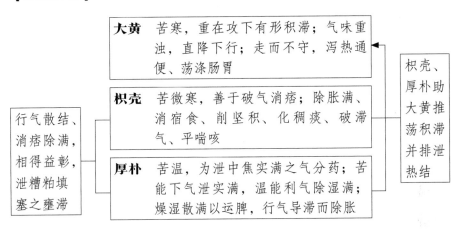

【主治病症】

（1）阳明腑实轻证，以大便秘结、潮热谵语、脘腹痞满、舌苔老黄、脉滑而疾为辨证要点。

（2）气滞食停，以腹胀便秘、胸腹痞满、重者腹痛或按之则痛、口臭为辨证要点。

（3）湿热下利，以腹中胀痛或脘腹胀满、里急后重、泻而不爽、肛门灼热、舌苔黄腻为辨证要点。

【临床体会】

（1）大黄、枳实、厚朴相伍见于汉代张仲景《伤寒论》小承气汤，用于肠胃积滞与热邪相搏致津伤肠燥、腑气不通、脘腹痞满、大便秘结的阳明腑实轻证。以枳壳易枳实，则药力更加缓和，攻不伤正。临床应用时可酌情变更，如胀满明显，则可改用枳实，加大厚朴用量，以加强理气行滞之效果。

（2）加减应用：①便秘兼气血不足者，加人参、白术、当归；②便

秘兼津液耗伤者，加麦冬、生地黄、玄参；③湿热下利者，加黄连、黄芩、白芍、木香；④食积化热者，加黄连、黄芩、神曲、半夏、麦芽。

（3）大黄生用泻下力猛，制用则泻下和缓，酒制升腾以治上焦之热，炒炭则化瘀止血。不宜久煎，入汤剂应后下，或用开水泡服。研末外敷，又有清火消肿解毒之功。

（4）注意中病即止，不可过泻伤正。

【常用剂量】

大黄6～15g；枳壳6～12g；厚朴9～12g。

火麻仁、郁李仁、瓜蒌仁

【配伍功效】

润肠通便。

【单味功效】

◆ **火麻仁**

味甘，性平。归脾、胃、大肠经。润肠通便、滋养补虚。

· 润肠通便、滋养补虚——老人、产妇及体弱者津血不足致肠燥便秘；本品质润多脂，润肠通便

◆ **郁李仁**

味辛、苦、甘，性平。归脾、大肠、小肠经。润肠通便、利水消肿。

· 润肠通便——大肠气滞致肠燥便秘；本品质润多脂，润肠通便，润中兼可行大肠之气滞

· 利水消肿——水肿胀满及脚气浮肿

◆ **瓜蒌仁**

味甘、微苦，性寒。归肺、胃、大肠经。清热化痰、宽中散结、消肿疗痈、润肠通便。

- 清热化痰、润肺化痰——痰热咳嗽、痰黄、质稠难咳、胸膈痞满，燥热伤肺致干咳无痰或痰少质黏、咳吐不利；本品善清肺热而化热痰，润肺燥而化燥痰
  - 润肠通便——肠燥便秘

【配伍分析】

火麻仁	寒温适中，滑利下行；甘平益血，滋润肠燥；宜津枯血燥所致大便秘结	三者相须，脾肺大肠同治，滋养缓泻、开润肺气、运脾行津、润肠通便
郁李仁	辛散苦温，体润滑降，滑肠通便；善导大肠气滞便结、燥涩不通	
瓜蒌仁	甘寒质润，入胃、大肠、肺经；润肠通便，肺燥兼便秘者最宜	

【主治病症】

（1）胃肠燥热或热病之后阴虚肠燥，以大便秘结难下、便质干、状如羊屎、舌红少苔、脉细数为辨证要点。

（2）习惯性便秘，以多日一便、临厕努挣难下、便质干、脘腹胀满为辨证要点。

【临床体会】

（1）本组角药为《伤寒论》麻子仁丸之变方。方中尚有枳壳、厚朴、大黄、生地黄、白芍、苦杏仁、甘草。

（2）加减应用：①肠燥便秘者，加紫苏子、杏仁，甚者可加大黄、厚朴；②兼气血不足者，加人参、白术、当归、白芍；③兼津液耗伤者，加麦冬、生地黄、玄参。

（3）痰湿内盛者不宜。

【常用剂量】

火麻仁 10～15g；郁李仁 10～15g；瓜蒌仁 10～15g。

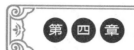

第 四 章

和解角药

柴胡、半夏、黄芩

【配伍功效】

和解少阳、解肌退热、疏肝和胃、清胆截疟。

【单味功效】

◆ 柴胡

味苦、辛，性微寒。归肝、胆经。疏散退热、疏肝解郁、清胆截疟、升举阳气。

- ·疏散退热——表证发热及少阳证；本品善于祛邪解表退热，疏散少阳半表半里之邪
- ·疏肝解郁——肝郁气滞或血虚致胸胁或少腹胀痛、情志抑郁、妇女月经失调、痛经
- ·升阳举陷——气虚下陷、久泻脱肛、胃下垂
- ·清胆截疟——疟疾寒热

◆ 半夏

味辛，性温。有毒。归脾、胃、肺经。燥湿祛痰、降逆止呕、消痞散结，外用消肿止痛。

- ·燥湿祛痰——湿痰、寒痰证之痰湿咳嗽、痰白质稀，湿痰上犯之头痛眩晕、呕吐痰涎；本品为燥湿化痰、温化寒痰之要药，尤善治脏腑之湿痰
- ·降逆止呕——各种呕吐，尤宜痰饮或胃寒致呕吐；为止呕要药
- ·消痞散结——心下痞、结胸、瘿瘤、痰核、梅核气；本品辛开散结，化痰消痞
- ·外用消肿止痛——痈疽肿毒、毒蛇咬伤

◆ 黄芩

味苦，性寒。归肺、胆、脾、胃、大肠、小肠经。清热燥湿、泻火解毒、

止血、安胎。

- 清热燥湿——湿温、暑湿致胸闷呕恶、湿热痞满、黄疸泻痢
- 泻火解毒——肺热咳嗽痰稠，热毒炽盛致神昏谵语、热毒疮肿、咽喉肿痛；本品善清肺火及上焦实热
- 止血——血热出血
- 安胎——胎热不安

【配伍分析】

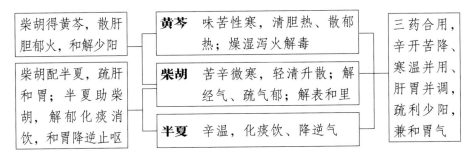

柴胡得黄芩，散肝胆郁火，和解少阳	**黄芩** 味苦性寒，清胆热、散郁热；燥湿泻火解毒	三药合用，辛开苦降、寒温并用、肝胃并调，疏利少阳，兼和胃气
柴胡配半夏，疏肝和胃；半夏助柴胡，解郁化痰消饮，和胃降逆止呕	**柴胡** 苦辛微寒，轻清升散；解经气、疏气郁；解表和里	
	半夏 辛温，化痰饮、降逆气	

【主治病症】

（1）伤寒少阳证，以往来寒热、胸胁苦满、不思饮食、口苦咽干、目眩、心烦喜呕、舌苔薄白、脉弦为辨证要点。

（2）心下痞或结胸，以心下痞硬或心下满痛、大便不解或下利、舌苔黄、脉弦数且有力为辨证要点。

（3）疟疾，以寒热往来、热多寒少、口苦咽干、小便赤涩、脉来弦数为辨证要点。

（4）外感发热，以寒热往来、咳嗽痰黄、口干尿赤、胸胁胀满、舌红苔黄、脉滑数为辨证要点。

（5）胁痛，以右胁疼痛、胀痛或绞痛，口苦咽干，头昏，纳差，或伴黄疸，舌红苔黄腻、脉弦紧为辨证要点。

【临床体会】

（1）此组角药源于《伤寒论》小柴胡汤，能降胃气、止呕，又能祛痰，故功专祛邪。加上人参、甘草、大枣、生姜等益气健脾扶正之品，便为小柴胡汤，功能和解少阳，治邪在少阳，症见口苦咽干、目眩耳聋、往来寒热、胸胁苦满、默默不欲饮食。治疗时"有柴胡证，但见一症便是，不必悉具。"

（2）加减应用：①外感发热者，可加用石膏、连翘退热解表；②腹满便秘者，加大黄、枳实；③右胁疼痛者，加香附、郁金、延胡索、白芍；④黄疸者，加茵陈、金钱草、大黄、郁金、丹参。

（3）本组角药常用于退热以及治疗肝胆胃肠胰等消化系统疾病、精神神经疾病、更年期综合征等。

（4）姜半夏长于降逆止呕，法半夏长于燥湿且温性较弱，半夏曲则有化痰消食之功，竹沥半夏能清化热痰，主治热痰、风痰之证。

【常用剂量】

柴胡小剂量（5～8g）升提中阳，中剂量（10～15g）疏肝解郁，大剂量（16～24g）和解少阳；黄芩9～12g；半夏9～15g。

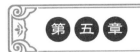

温里角药

麻黄、熟地黄、当归

【配伍功效】

散寒通滞、散阴疽、消癥结。

【单味功效】

◆ 麻黄

味辛、微苦，性温。归肺、膀胱经。发汗解表、宣肺平喘、利水消肿。

- 性辛散，善达肌表，可开腠理、散风寒——外感风寒表实证之要药
- 温宣肺气，复肺司肃降之常，宣肺平喘——各种喘咳实证
- 散风止痒、散邪透疹——麻疹透发不畅、风疹身痒等
- 宣肺开腠、温化膀胱——水肿兼有表证者
- 温散寒邪、舒通经络——风湿痹证、阴疽、痰核等

◆ 熟地黄

味甘，性微温。归肝、肾经。补血养阴、填精益髓。

- 补血养阴——血虚诸证；本品甘温质润，补阴益精以生血，为养血补虚之要药
- 填精益髓——肝肾阴虚诸证；本品质润入肾，善滋补肾阴、填精益髓
- 炒炭止血——月经不调、崩中漏下等血虚出血证

◆ 当归

味甘、辛，性温。归肝、心、脾经。补血调经、活血止痛、润肠通便。

- 补血——血虚诸证；本品甘温质润，长于补血，为补血之圣药
- 调经——血虚或血虚兼有瘀滞的月经不调、痛经、闭经等；为补血要药
- 活血止痛——虚寒性腹痛、痈疽疮疡、脱疽溃烂、跌打损伤、风寒痹痛；本品辛行温通，为活血行气要药
- 润肠——血虚肠燥便秘

【配伍分析】

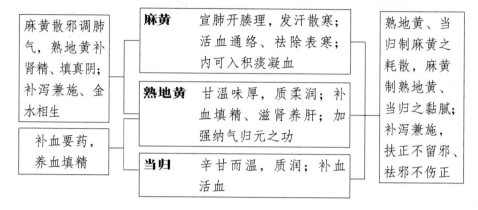

麻黄散邪调肺气，熟地黄补肾精、填真阴；补泻兼施、金水相生	麻黄	宣肺开腠理，发汗散寒；活血通络、祛除表寒；内可入积痰凝血	熟地黄、当归制麻黄之耗散，麻黄制熟地黄、当归之黏腻；补泻兼施，扶正不留邪、祛邪不伤正
补血要药，养血填精	熟地黄	甘温味厚，质柔润；补血填精、滋肾养肝；加强纳气归元之功	
	当归	辛甘而温，质润；补血活血	

【临床应用】

（1）阳虚寒痰痹阻致阴疽、贴骨疽、脱疽、流注、痰核、鹤膝风诸证，以患处漫肿无头、皮色不变、酸痛无热、口中不渴、舌淡苔白、脉沉细或迟细为辨证要点。

（2）气血不足、寒湿痹阻致体重腰痛或关节痹痛，以肢体关节冷痛重着、遇寒痛增、得热则减，伴神疲肢倦、面色萎黄、畏寒肢冷、舌淡苔白或腻、脉弦紧或弦缓为辨证要点。

【临床体会】

（1）麻黄、熟地黄相伍见于《外科证治全生集》阳和汤，加当归以增养血活血之效。本组角药常用于治疗风湿免疫性疾病，如各种骨关节疼痛。

（2）加减应用：①温阳，加附子、鹿角胶、炮姜、肉桂；②益气，加黄芪、人参；③活血，加乳香、没药、桃仁、红花；④散寒止痛，加羌活、防风、白芥子；⑤解毒消痈，加金银花、玄参、天花粉。

（3）脾胃虚弱者慎用。

（4）麻黄散寒通滞宜生用。

【常用剂量】

麻黄 3 ～ 6g；熟地黄 10 ～ 30g；当归 6 ～ 15g。

附子、肉桂、干姜

【配伍功效】

温经散寒、回阳救逆。

【单味功效】

◆ 附子

味辛、甘，性大热。有毒。归心、肾、脾经。回阳救逆、补火助阳、散寒止痛。

- · 回阳救逆——亡阳致四肢厥冷、脉微欲绝、气脱；本品上助心阳、中温脾阳、下补肾阳，为"回阳救逆第一品药"

- · 补火助阳——阳虚诸证
  - 肾阳虚致阳痿滑精、宫寒不孕、腰膝冷痛、夜尿频多；
  - 脾肾阳虚、寒湿内盛致脘腹冷痛、大便溏泄；
  - 脾肾阳虚、水气内停致小便不利、肢体浮肿；
  - 心阳衰弱致心悸气短、胸痹心痛；
  - 阳虚外感致恶寒发热、无汗、脉沉

- · 散寒止痛——风寒湿痹致疼痛麻木；本品气雄性悍，走而不守，温经通络，逐经络中风寒湿邪

◆ 肉桂

味辛、甘，性大热。归肾、脾、心、肝经。补火助阳、散寒止痛、温经通脉、引火归原。

- · 补火助阳——肾阳不足、命门火衰致阳痿宫冷、腰膝冷痛、夜尿频多、滑精遗尿；本品辛甘大热，能补火助阳消阴，作用温和持久，为治命门火衰之要药

- · 散寒止痛——寒邪内侵或脾胃虚寒致脘腹冷痛、寒疝腹痛；本品甘热助阳以补虚、辛热散寒以止痛，善去痼冷沉寒

- · 温经通脉——风寒湿痹，尤善治寒痹腰痛，胸阳不振、寒邪内侵所致胸痹心痛

- · 引火归原——下元虚衰、虚阳上浮诸证

- · 鼓舞气血生长——久病体虚气血不足者，在补气益血方中加入少量肉桂

◆ **干姜**

味辛，性热。归脾、胃、肾、心、肺经。温中散寒、回阳通脉、温肺化饮。

- 温中散寒——脾胃虚寒致脘腹冷痛，寒邪直中脏腑致腹痛，上热下寒致食入即吐，中寒水泻；本品辛热燥烈，长于祛里寒、温中焦脾阳，为温中散寒要药
- 回阳通脉——心肾阳虚、阴寒内盛致亡阳厥逆、脉微欲绝
- 温肺化饮——寒饮喘咳、形寒背冷、痰多清稀

【配伍分析】

附子救阴中之阳、肉桂救阳中之阴；二者相须、动静结合，温肾助阳、引火归原	**肉桂** 甘热浑厚降着，能走能守；偏暖下焦而温肾阳；引火归原以摄无根之火；善入血分而温经通脉
	附子 辛热燥烈，走而不守，通行十二经；纯阳之味，彻内彻外、能升能降；散寒除湿、回阳救逆；善入气分而散寒止痛
附子温经无干姜不热，附子祛外寒、干姜暖内寒，二者一走一守，回阳救逆、温中散寒	**干姜** 辛而大热，纯阳之味；守而不走，温中回阳通脉

【主治病症】

（1）阳气衰微、阴寒内盛致亡阳证，以恶寒蜷卧、四肢厥冷、吐泻腹痛、神衰欲寐、舌淡苔白、脉沉迟无力或脉微欲绝，甚至无脉为辨证要点。

（2）肾阳不足、一身阳气俱虚，以阳痿早泄、宫冷不孕，伴腰膝痛楚、形寒无力、夜尿频多为辨证要点。

（3）阳虚寒湿内侵致风寒湿痹重证，以周身关节酸痛、难以转侧、恶寒肢冷、倦怠懒言、苔白滑、脉沉微无力为辨证要点。

（4）脾肾阳虚泄泻重证，以久泻久痢或五更肾泄、下利清稀、完谷不化、腹痛肢冷、不思饮食、神疲乏力、舌淡、脉沉迟无力为辨证要点。

【临床体会】

（1）本组角药见于《伤寒六书》之回阳救急汤，为治疗寒邪直中三阴、真阳衰微证的主要方剂，方中尚有人参、茯苓、白术、甘草、陈皮、半夏、麝香。

（2）加减应用：①肾阳不足、命门火衰者，加山茱萸、熟地黄；

②脾肾阳虚、寒湿内盛者，加茯苓、白术、人参；③寒湿痹痛者，加白术、桂枝、细辛、甘草；④为防阳脱，可反佐猪胆汁，同时予五味子酸收敛阳。

（3）此方组为纯阳组合，辛温燥烈非常，非阳气虚衰、阴寒内盛者不宜妄用。

（4）内有实热、肝阳上亢、气火上逆、湿热气滞、阳证疮痈、阴虚阳盛者及孕妇慎服。

（5）附子有毒，临床使用时常采用炮制过的淡附片，毒性最小，药力也相对和缓，入汤剂宜先煎。附子不宜与白及、贝母、瓜蒌、天花粉同用。

【常用剂量】

附子 10～30g；肉桂 1.5～6g；干姜 3～9g。

附子、黄芪、白术

【配伍功效】

温中散寒、健脾利湿。

【单味功效】

◆ 附子

味辛、甘，性大热。有毒。归心、肾、脾经。回阳救逆、补火助阳、散寒止痛。

- ·回阳救逆——亡阳致四肢厥冷、脉微欲绝、气脱；本品上助心阳、中温脾阳、下补肾阳，为"回阳救逆第一品药"
- ·补火助阳——阳虚诸证——肾阳虚致阳痿滑精、宫寒不孕、腰膝冷痛、夜尿频多；
    脾肾阳虚、寒湿内盛致脘腹冷痛、大便溏泄；
    脾肾阳虚、水气内停致小便不利、肢体浮肿；
    心阳衰弱致心悸气短、胸痹心痛；
    阳虚外感致恶寒发热、无汗、脉沉
- ·散寒止痛——风寒湿痹致疼痛麻木；本品气雄性悍，走而不守，温经通络，逐经络中风寒湿邪

◆ **黄芪**

味甘，性微温。归脾、肺经。补气升阳、固表止汗、托疮生肌、利尿消肿。

· 健脾补中——脾气虚弱致倦怠乏力、食少便溏；为补中益气要药

· 补气升阳——脾虚中气下陷致久泻脱肛、内脏下垂；能升阳举陷

· 益气生血、益气生津——气血不足之证、脾虚不能布津致消渴

· 益气摄血、益卫固表——脾虚不能统血致失血、肺气虚及表虚自汗、气虚外感

· 补益肺气——肺气虚弱致咳喘日久、气短神疲

· 益气行水——气虚水湿失运致浮肿、小便不利；为治气虚水肿之要药

· 益气行血——痹证、中风后遗症等气虚血滞证，见筋脉失养、肌肤麻木或半身不遂

· 托疮生肌——气血亏虚致疮疡难溃难腐，或溃久难敛

◆ **白术**

味甘、苦，性温。归脾、胃经。健脾益气、燥湿利水、止汗、安胎。

· 健脾益气、燥湿利水——脾虚水湿内生致食少、便溏或泄泻、痰饮、水肿、带下诸证；为"脾脏补气健脾第一要药"

· 止汗——脾气虚弱、卫气不固、表虚自汗

· 安胎——脾虚气弱致胎动不安，脾虚湿浊中阻致妊娠恶阻，脾虚妊娠水肿

【配伍分析】

二药相使，温补脾肾，散寒、燥湿、止痛	**附子**	辛热，温散力强，回阳救逆；温肾暖脾、散寒除湿；暖水脏、益火之源，以消阴翳；补火生土、温脾补肾、化阴水
	白术	苦温燥湿，甘温益脾，运其土脏；善健脾，能实肌腠、固表止汗；温阳散寒力强，脾肾兼治
二药相须，脾肺兼顾，白术健脾燥湿利水、黄芪补肺益卫固表	**黄芪**	甘温益气；走里补肺健脾、行外实卫固表；补肺通调水道、健脾运化水湿；利水消肿

【主治病症】

（1）脾肾阳虚或脾虚寒盛、水湿内停，以水肿、小便不利、脘腹胀满、

纳减便溏、面色萎黄、神倦肢冷、舌淡苔滑或腻、脉沉缓或沉弱为辨证要点。

（2）风寒湿痹证，以肢体关节冷痛重着、屈伸不利、痛有定处、遇寒加剧、得热痛减、舌淡、脉沉为辨证要点。

（3）阳虚自汗，以动辄冷汗出、畏寒肢冷、面色㿠白为辨证要点。

（4）脾肾阳虚泄泻，以晨起腹痛、肠鸣泄泻、泻下清稀、完谷不化、脘腹冷痛、喜温喜按、形寒肢冷、舌淡胖苔白，脉沉细为辨证要点。

【临床体会】

（1）本组角药见于《十便良方》之附子黄芪汤，为治疗诸虚不足、大病后气血不复、虚羸少气之方。

（2）加减应用：①肾阳不足、命门火衰者，加山茱萸、熟地黄、淮山药、肉桂；②脾肾阳虚、寒湿内盛者，加茯苓、人参、肉桂、干姜；③寒湿痹痛者，加干姜、桂枝、细辛、甘草。

（3）内有实热、肝阳上亢、气火上逆、湿热气滞、阳证疮痈、阴虚阳盛者忌服。

（4）附子有毒，临床使用时常采用炮制过的淡附片，毒性最小，药力也相对和缓，入汤剂宜先煎。附子不宜与白及、贝母、瓜蒌、天花粉同用。

（5）黄芪补气宜炙用。

【常用剂量】

附子 10 ～ 30g；白术 6 ～ 15g；黄芪 10 ～ 60g。

干姜、白术、细辛

【配伍功效】

温中散寒、温肺化饮。

【单味功效】

◆ 干姜

味辛，性热。归脾、胃、肾、心、肺经。温中散寒、回阳通脉、温肺化饮。

·温中散寒——脾胃虚寒致脘腹冷痛，寒邪直中脏腑之腹痛，上热下寒致食入即吐、中寒水泻；本品辛热燥烈，长于祛里寒、温中焦脾阳，为温中散寒要药

·回阳通脉——心肾阳虚、阴寒内盛、亡阳厥逆、脉微欲绝

·温肺化饮——寒饮喘咳、形寒背冷、痰多清稀

◆ 白术

味甘、苦，性温。归脾、胃经。健脾益气、燥湿利水、止汗、安胎。

·健脾益气、燥湿利水——脾虚水湿内生致食少、便溏或泄泻、痰饮、水肿、带下诸证；为"脾脏补气健脾第一要药"

·止汗——脾气虚弱、卫气不固、表虚自汗

·安胎——脾虚气弱致胎动不安，脾虚湿浊中阻致妊娠恶阻、脾虚妊娠水肿

◆ 细辛

味辛，性温。有小毒。归肺、肾、心经。解表散寒、祛风止痛、通窍、温肺化饮。

·外散风寒、下通肾气——外感风寒表证、阳虚外感证

·上疏头风、散寒止痛——风寒头痛、风寒牙痛、风湿痹痛等多种寒痛证

·散风邪、化湿浊、通鼻窍——鼻渊等鼻科疾病致鼻塞、流涕、头痛；为治鼻渊之良药

·温化寒饮——寒饮咳喘

·辛香走窜——研末吹鼻，有通窍取嚏之效，古方多作开关醒神救急之用

【配伍分析】

二者相使，干姜温中助阳散寒、白术益气健脾燥湿	**白术** 苦甘温，其气芳烈，甘补脾气；苦温燥湿、补气健脾、燥湿利水；止汗安胎	干姜温脾阳，白术健脾气、燥湿，细辛透散一身上下内外寒邪；三者相使，温中健脾、温肺化饮、散寒止痛
干姜偏温暖脾胃，杜饮邪化生之源；细辛偏宣肺化饮，使饮邪无处留驻	**干姜** 辛热，善补脾胃之阳，善温中散寒；回阳通脉、温肺化饮；外散风寒之邪力弱	
	细辛 辛温发散，芳香透达，散寒力胜；达表入里，入肺经散在表之风寒，入肾经除在里之寒邪；温肺散寒、化肺饮、平喘逆止咳；善清气道，兼清水源	

【主治病症】

（1）风寒湿痹，以关节肿胀疼痛、屈伸不利、久痹不愈，伴形寒肢冷、腰膝冷痛、身重倦怠为辨证要点。

（2）肺脾俱虚、寒饮内盛之喘咳证，以咳嗽胸满、气逆喘急、吐痰清稀，或伴恶寒发热、无汗为辨证要点。

【临床体会】

（1）干姜、白术、细辛相伍见于《景岳全书》之加味理中汤，该方除此之外，尚有人参、茯苓、炙甘草、陈皮、半夏、五味子。

（2）加减应用：①肺脾俱虚、外寒内饮致咳喘不已者，常加用五味子、半夏、人参、陈皮；②风寒湿痹、关节冷痛重着者，常加用茯苓、附子、牛膝、川芎。

（3）细辛有毒，自古有"细辛不过钱"的说法，故用量宜慎之又慎。细辛反藜芦。

【常用剂量】

干姜 6～10g；白术 10～30g；细辛 1.5～3g。

鹿茸、附子、补骨脂

【配伍功效】

补肾壮阳、散寒止痛。

【单味功效】

◆ **鹿茸**

微甘、咸，性温。归肾、肝经。补肾阳、益精血、强筋骨、调冲任。

· 甘温补阳、甘咸滋肾，禀纯阳之性，具生发之气——肾阳虚衰、阳痿早泄、宫寒不孕

· 补肾阳、益精血、强筋骨——肾虚骨弱致腰膝无力或小儿五迟

· 补肾阳、益精血、固冲任、止带下——冲任虚寒、带脉不固致崩漏不止、带下过多

· 补阳气、益精血、温补内托——疮疡久溃不敛、脓出清稀，或阴疽内陷不起

◆ **附子**

味辛、甘，性大热。有毒。归心、肾、脾经。回阳救逆、补火助阳、散寒止痛。

- 回阳救逆——亡阳致四肢厥冷、脉微欲绝、气脱；本品上助心阳、中温脾阳、下补肾阳，为"回阳救逆第一品药"
- 补火助阳——阳虚诸证
  - 肾阳虚致阳痿滑精、宫寒不孕、腰膝冷痛、夜尿频多；
  - 脾肾阳虚、寒湿内盛致脘腹冷痛、大便溏泄；
  - 脾肾阳虚、水气内停致小便不利、肢体浮肿；
  - 心阳衰弱致心悸气短、胸痹心痛；
  - 阳虚外感致恶寒发热、无汗、脉沉
- 散寒止痛——风寒湿痹致疼痛麻木；本品气雄性悍，走而不守，温经通络，逐经络中风寒湿邪

◆ **补骨脂**

味苦、辛，性温。归肾、脾经。补肾壮阳、固精缩尿、温脾止泻、纳气平喘。

- 收敛固涩，长于补命火而益脾土——治脾肾阳虚及下元不固之要药
- 苦辛温燥，善壮肾阳暖水脏——肾虚阳痿、腰膝冷痛

- 性涩，善补肾助阳、固精缩尿——肾虚遗精、遗尿、尿频
- 壮肾阳、暖脾阳、收涩止泻——脾肾阳虚致五更泄泻
- 补肾助阳、纳气平喘——肾不纳气致虚寒喘咳

【配伍分析】

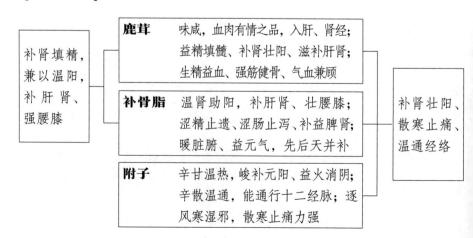

【主治病症】

（1）肾阳虚证，以生殖能力低下，男子阳痿早泄、女子宫寒不孕，伴腰膝酸软、畏寒肢冷、小便清长、夜尿频多、舌淡胖苔白、脉沉弱为辨证要点。

（2）脾肾阳虚，以久泻不止、完谷不化、五更泄泻、舌淡胖苔白、脉沉弱为辨证要点。

（3）肾阳虚水肿，以腰以下水肿为甚、面色㿠白、头目眩晕、舌淡胖苔白、脉沉弱而迟为辨证要点。

（4）痹证日久不愈，以筋肉、关节疼痛肿大、僵硬畸形，伴腰膝酸软、神疲乏力、畏寒嗜睡、手足不温、舌淡苔薄、脉沉细弱为辨证要点。

【临床体会】

（1）鹿茸、附子相伍取《景岳全书》右归丸之意，以鹿茸易鹿角胶，则补益之效更峻，同时伍以补骨脂，取脾肾双补，兼有收敛固摄之意。

（2）加减应用：①脾肾阳虚、寒湿内盛者，加牛膝、淮山药、茯苓；②寒湿痹痛者，加桂枝、细辛、炙甘草。

（3）附子有毒，临床使用时常采用炮制过的淡附片，毒性最小，药力也相对和缓，入汤剂宜先煎。附子不宜与白及、贝母、瓜蒌、天花粉同用。

（4）鹿茸研末吞服，宜从小量开始服用，缓缓增加，不可骤用大量，以免阳升风动、头晕目赤，或伤阴动血。

（5）发热、阴虚火旺、大便秘结者忌服。

（6）内有实热、肝阳上亢、气火上逆、湿热气滞、阳证疮痈、阴虚阳盛者忌服。

【常用剂量】

附子 10～30g；鹿茸 1～3g；补骨脂 5～15g。

附子、炮姜、灶心土

【配伍功效】

温中散寒、涩肠止泻。

【单味功效】

◆ 附子

味辛、甘，性大热。有毒。归心、肾、脾经。回阳救逆、补火助阳、散寒止痛。

- ·回阳救逆——亡阳致四肢厥冷、脉微欲绝、气脱；本品上助心阳、中温脾阳、下补肾阳，为"回阳救逆第一品药"
- ·补火助阳——阳虚诸证
  - 肾阳虚致阳痿滑精、宫寒不孕、腰膝冷痛、夜尿频多；
  - 脾肾阳虚、寒湿内盛致脘腹冷痛、大便溏泄；
  - 脾肾阳虚、水气内停致小便不利、肢体浮肿；
  - 心阳衰弱致心悸气短、胸痹心痛；
  - 阳虚外感致恶寒发热、无汗、脉沉
- ·散寒止痛——风寒湿痹致疼痛麻木；本品气雄性悍，走而不守，温经通络，逐经络中风寒湿邪

◆ 炮姜

味辛，性热。归脾、胃、肾经。温经止血、温中止痛。

- ·入血分，温经止血——脾阳虚、脾不统血致出血证
- ·温中止痛——冲任虚寒、脾胃虚寒致腹痛

◆ 灶心土

味辛、性温。归脾、胃经。温中止血、止呕、止泻。

- ·味辛性温，入血分，性收涩——脾气虚寒、不能统血致吐血、衄血、便血
- ·味辛性温，和胃降逆——虚寒性呕吐、妊娠恶阻
- ·入肠而涩肠止泻、温脾和中——脾虚泻痢、久泻

【配伍分析】

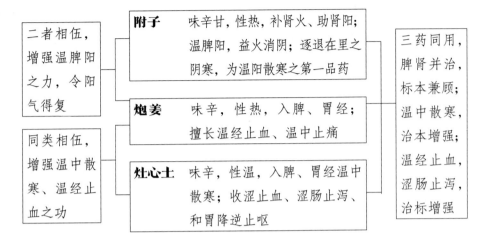

二者相伍，增强温脾阳之力，令阳气得复

同类相伍，增强温中散寒、温经止血之功

附子 味辛甘，性热，补肾火、助肾阳；温脾阳，益火消阴；逐退在里之阴寒，为温阳散寒之第一品药

炮姜 味辛，性热，入脾、胃经；擅长温经止血、温中止痛

灶心土 味辛，性温，入脾、胃经温中散寒；收涩止血、涩肠止泻、和胃降逆止呕

三药同用，脾肾并治，标本兼顾；温中散寒，治本增强；温经止血，涩肠止泻，治标增强

【主治病症】

（1）脾阳不足、脾不统血之出血，以大便下血，或吐血衄血，或妇人崩漏、血色暗淡，伴四肢不温、口淡不渴、面色萎黄、舌淡苔白、脉沉细无力为辨证要点。

（2）脾肾虚寒之久泻久痢，以晨起腹痛、肠鸣泄泻、便中夹杂不消化的食物，或泻痢无度、滑脱不禁、形寒肢冷、不思饮食、舌淡胖苔白、脉迟细弱为辨证要点。

【临床体会】

（1）脾为后天之本，肾为先天之本，脾肾阳气相互资生。脾阳不足，统摄无权，则血从上溢而为吐衄，下走而为便血、崩漏。如久泻久痢，则脾肾阳气俱虚而成虚寒泻痢。根据"散者收之""寒者热之""虚者补之"的治疗原则，无论是脾不统血还是脾虚泻痢，均当以固摄温补立法。

（2）本组角药源于《千金方》之黄土汤，以炮姜易干姜，减其辛散之性，增其温中止泻止血之效，方中除此外尚有黄芩、阿胶、甘草。

（3）加减应用：①脾气虚寒致出血者，加黄芪、白术、人参；②兼血虚者，加当归、白芍、生地黄；③脾虚泄泻者，加淮山药、芡实、仙鹤草。

（4）内有实热、肝阳上亢、气火上逆、湿热气滞、阳证疮痈、阴虚阳盛者及孕妇慎服。

（5）附子有毒，临床使用时常采用炮制过的淡附片，毒性最小，药力也相对和缓，入汤剂宜先煎。附子不宜与白及、贝母、瓜蒌、天花粉同用。

【常用剂量】

附子 10 ～ 30g；炮姜 3 ～ 8g；灶心土 15 ～ 30g。

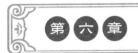

补益角药

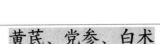

黄芪、党参、白术

【配伍功效】

健脾益气。

【单味功效】

◆ **黄芪**

味甘,性微温。归脾、肺经。补气升阳、固表止汗、托疮生肌、利尿消肿。

- 健脾补中——脾气虚弱致倦怠乏力、食少便溏;此为补中益气要药
- 补气升阳——脾虚中气下陷致久泻脱肛、内脏下垂;能升阳举陷
- 益气生血、益气生津——气血不足之证、脾虚不能布津之消渴
- 益气摄血、益卫固表——脾气虚不能统血致失血、肺气虚及表虚自汗、气虚外感诸证
- 补益肺气——肺气虚弱致咳喘日久、气短神疲
- 益气行水——气虚水湿失运致浮肿、小便不利;为治气虚水肿之要药
- 益气行血——痹证、中风后遗症等气虚血滞证,见筋脉失养、肌肤麻木或半身不遂
- 托疮生肌——气血亏虚致疮疡难溃难腐或溃久难敛

◆ **党参**

味甘,性平。归脾、肺经。补脾肺气、补血、生津。

- 补脾肺气——脾胃气虚致体倦食少便溏,肺气不足致气短咳嗽、语声低弱;本品甘平,善补中气、益肺气,性质平和,不燥不腻,为脾肺气虚要药
- 补血、生津——气血两虚证以及气津两伤证致面色萎黄、乏力、头晕、心悸

◆ **白术**

味甘、苦，性温。归脾、胃经。健脾益气、燥湿利水、止汗、安胎。

· 健脾益气、燥湿利水——脾虚水湿内生致食少、便溏或泄泻、痰饮、水肿、带下诸证；为"脾脏补气健脾第一要药"

· 止汗——脾气虚弱、卫气不固、表虚自汗

· 安胎——脾虚气弱致胎动不安，脾虚湿浊中阻致妊娠恶阻，脾虚妊娠水肿

【配伍分析】

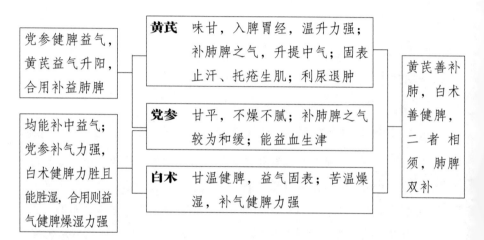

党参健脾益气，黄芪益气升阳，合用补益肺脾

黄芪 味甘，入脾胃经，温升力强；补肺脾之气，升提中气；固表止汗、托疮生肌；利尿退肿

均能补中益气；党参补气力强，白术健脾力胜且能胜湿，合用则益气健脾燥湿力强

党参 甘平，不燥不腻；补肺脾之气较为和缓；能益血生津

白术 甘温健脾，益气固表；苦温燥湿，补气健脾力强

黄芪善补肺，白术善健脾，二者相须，肺脾双补

【主治病症】

（1）脾虚失运，以纳呆食少、食后脘腹胀满、倦怠乏力、便溏腹泻、动则汗出、舌淡胖有齿痕、脉弱为辨证要点。

（2）中气不足、气虚下陷，以脱肛、胃下垂、子宫脱垂等脏器脱垂，伴气短乏力、纳差便溏、舌淡、脉虚软为辨证要点。

（3）肺气虚弱致喘咳短气、声低乏力、痰多稀白，肺气虚卫外不固致表虚自汗、动辄愈甚、易感冒，肺气虚、胸中大气下陷致气短不足以息。

（4）脾不统血之出血证，以便血、皮下紫癜、妇女崩漏、月经前期伴量多色淡、舌淡、脉细弱为辨证要点。

（5）气血两虚、胎元失养、胞宫不固致胎动不安甚或滑胎，或产后气血虚弱、源泉不继致缺乳少乳，均以神疲乏力、纳差食少、面色萎黄、舌淡胖有齿痕、脉弱为辨证要点。

（6）气虚血瘀、肌肤失养致肌肤麻木不仁，气虚瘀阻脉络致中风偏瘫、口眼㖞斜，气血虚夹瘀致胸闷刺痛、气短乏力，均以面色晦滞、乏力懒言、舌淡暗边有瘀斑、脉沉涩为辨证要点。

【临床体会】

（1）党参、黄芪、白术同为补气要药，取《脾胃论》中补中益气汤之意，一切气虚不足之证均可用之，含气血不足、气虚血瘀等。临床使用要点为少气懒言、体倦乏力、舌质淡苔白、脉虚软无力。

（2）加减应用：①气虚胎动不安者，加炒艾叶、阿胶、柴胡、升麻等；②习惯性流产者，加菟丝子、当归、白芍、艾叶等；③小儿脾胃虚弱厌食，加淮山药、茯苓、麦芽、神曲等。

（3）气滞、肝火旺、阳亢、表实邪盛者忌用本组角药。

（4）黄芪蜜炙可增强其补中益气作用。

（5）党参用量大于 60g 时易致心律失常、心前区闷痛。党参反藜芦。

【常用剂量】

炙黄芪 10～60g；党参 10～30g；白术 10～15g。

人参、黄芪、白术

【配伍功效】

补中益气、升阳固表。

【单味功效】

◆ 人参

味甘、微苦，性平。归肺、脾、心经。大补元气、补脾益肺、生津、安神益智。

- 大补元气、补气救脱——元气虚脱致气短神疲、汗出、四肢逆冷、脉微欲绝；本品能大补元气、复脉固脱，为拯危救脱要药

- 补脾益肺——肺、脾、心、肾气虚证
  - 肺气虚致短气喘促、懒言声微，为补肺要药；
  - 脾气虚致倦怠乏力、食少便溏，为补脾要药；
  - 心气虚致心悸怔忡、胸闷气短，可补益心气；
  - 肾不纳气致短气虚喘、肾虚阳痿，可补益肾气

- 生津止渴——热病气虚津伤致口渴及消渴

- 安神益智——气血不足致心神不安、失眠健忘

◆ **黄芪**

味甘，性微温。归脾、肺经。补气升阳、固表止汗、托疮生肌、利尿消肿。

- 健脾补中——脾气虚弱致倦怠乏力、食少便溏；为补中益气要药
- 补气升阳——脾虚中气下陷致久泻脱肛、内脏下垂；此能升阳举陷
- 益气生血、益气生津——气血不足之证、脾虚不能布津致消渴
- 益气摄血、益卫固表——脾气虚不能统血致失血、肺气虚及表虚自汗、气虚外感诸证
- 补益肺气——肺气虚弱致咳喘日久、气短神疲
- 益气行水——气虚水湿失运致浮肿、小便不利；为治气虚水肿之要药
- 益气行血——痹证、中风后遗症等气虚血滞证，见筋脉失养、肌肤麻木或半身不遂
- 托疮生肌——气血亏虚致疮疡难溃难腐或溃久难敛

◆ **白术**

味甘、苦，性温。归脾、胃经。健脾益气、燥湿利水、止汗、安胎。

- 健脾益气、燥湿利水——脾虚水湿内生致食少、便溏或泄泻、痰饮、水肿、带下诸证；为"脾脏补气健脾第一要药"
- 止汗——脾气虚弱、卫气不固、表虚自汗
- 安胎——脾虚气弱致胎动不安，脾虚湿浊中阻致妊娠恶阻，脾虚妊娠水肿

【配伍分析】

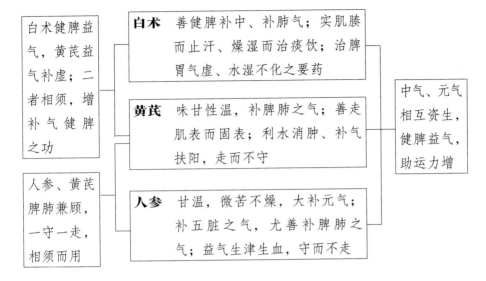

白术健脾益气，黄芪益气补虚；二者相须，增补气健脾之功	白术	善健脾补中、补肺气；实肌腠而止汗、燥湿而治痰饮；治脾胃气虚、水湿不化之要药	中气、元气相互资生，健脾益气，助运力增
	黄芪	味甘性温，补脾肺之气；善走肌表而固表；利水消肿、补气扶阳，走而不守	
人参、黄芪脾肺兼顾，一守一走，相须而用	人参	甘温，微苦不燥，大补元气；补五脏之气，尤善补脾肺之气；益气生津生血，守而不走	

【主治病症】

（1）脾虚失运，以纳呆食少、食后脘腹胀满、倦怠乏力、便溏腹泻、动则汗出、舌淡胖有齿痕、脉弱为辨证要点。

（2）中气不足、气虚下陷，以脱肛、胃下垂、子宫脱垂等脏器脱垂，伴气短乏力、纳差便溏、舌淡、脉虚软为辨证要点。

（3）肺气虚弱致喘咳短气、声低乏力、痰多稀白，肺气虚卫外不固致表虚自汗、动辄愈甚、易感冒，肺气虚致胸中大气下陷、气短不足以息。

（4）脾不统血之出血证，以便血、皮下紫癜、妇女崩漏、月经前期伴量多色淡、舌淡、脉细弱为辨证要点。

（5）气血两虚、胎元失养、胞宫不固致胎动不安甚或滑胎，或产后气血虚弱、源泉不继致缺乳少乳，均以神疲乏力、纳差食少、面色萎黄、舌淡胖有齿痕、脉弱为辨证要点。

（6）气虚血瘀、肌肤失养致肌肤麻木不仁，气虚瘀阻脉络致中风偏瘫、口眼㖞斜，气血虚夹瘀致胸闷刺痛、气短乏力，均以面色晦滞、乏力懒言、舌淡暗边有瘀斑、脉沉涩为辨证要点。

【临床体会】

（1）人参、黄芪、白术同为补气要药，同用见于《脾胃论》中的补中益气汤。与党参、黄芪、白术角药相比，本组角药使用人参，则补益元气之力增、力更速，所治气虚程度较前组角药应更进一步。应用要点：一切气虚不足之证均可用之，如气血不足、气虚血瘀等。临床使用要点为少气懒言、体倦乏力、舌质淡苔白、脉虚软无力。

（2）加减应用：①气虚胎动不安者，常加用炒艾叶、阿胶、柴胡、升麻等；②习惯性流产者，加菟丝子、当归、白芍、艾叶等；③小儿脾胃虚弱厌食，常加用淮山药、茯苓、麦芽、神曲等。

（3）气滞、肝火旺、阳亢、表实邪盛者忌用。

（4）黄芪蜜炙可增强其补中益气作用。

（5）人参反藜芦，畏五灵脂，不宜与莱菔子同用。人参宜文火另煎，分次兑服。

【常用剂量】

人参 10～30g；黄芪 15～60g；白术 10～15g。

人参、附子、白术

【配伍功效】

回阳固脱、益气生脉。

【单味功效】

◆ **人参**

味甘、微苦，性平。归肺、脾、心经。大补元气、补脾益肺、生津、安神益智。

- 大补元气、补气救脱——元气虚脱致气短神疲、汗出、四肢逆冷、脉微欲绝；本品能大补元气、复脉固脱，为拯危救脱要药

- 补脾益肺——肺、脾、心、肾气虚证
  - 肺气虚致短气喘促、懒言声微，为补肺要药；
  - 脾气虚致倦怠乏力、食少便溏，为补脾要药；
  - 心气虚致心悸怔忡、胸闷气短，可补益心气；
  - 肾不纳气致短气虚喘、肾虚阳痿，可补益肾气

- 生津止渴——热病气虚津伤致口渴及消渴

- 安神益智——气血不足致心神不安、失眠健忘

◆ 附子

味辛、甘，性大热。有毒。归心、肾、脾经。回阳救逆、补火助阳、散寒止痛。

- 回阳救逆——亡阳致四肢厥冷、脉微欲绝、气脱；本品上助心阳、中温脾阳、下补肾阳，为"回阳救逆第一品药"

- 补火助阳——阳虚诸证
  - 肾阳虚致阳痿滑精、宫寒不孕、腰膝冷痛、夜尿频多；
  - 脾肾阳虚、寒湿内盛致脘腹冷痛、大便溏泄；
  - 脾肾阳虚、水气内停致小便不利、肢体浮肿；
  - 心阳衰弱致心悸气短、胸痹心痛；
  - 阳虚外感致恶寒发热、无汗、脉沉

- 散寒止痛——风寒湿痹致疼痛麻木；本品气雄性悍，走而不守，温经通络，逐经络中风寒湿邪

◆ 白术

味甘、苦，性温。归脾、胃经。健脾益气、燥湿利水、止汗、安胎。

- 健脾益气、燥湿利水——脾虚水湿内生致食少、便溏或泄泻、痰饮、水肿、带下诸证；为"脾脏补气健脾第一要药"

- 止汗——脾气虚弱、卫气不固、表虚自汗

- 安胎——脾虚气弱致胎动不安，脾虚湿浊中阻致妊娠恶阻，脾虚妊娠水肿

【配伍分析】

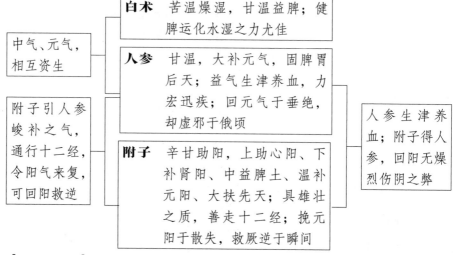

中气、元气，相互资生

白术　苦温燥湿，甘温益脾；健脾运化水湿之力尤佳

人参　甘温，大补元气，固脾胃后天；益气生津养血，力宏迅疾；回元气于垂绝，却虚邪于俄顷

附子引人参峻补之气，通行十二经，令阳气来复，可回阳救逆

附子　辛甘助阳，上助心阳、下补肾阳、中益脾土、温补元阳、大扶先天；具雄壮之质，善走十二经；挽元阳于散失，救厥逆于瞬间

人参生津养血；附子得人参，回阳无燥烈伤阴之弊

【主治病症】

（1）久病阳气衰微、阴寒内盛，或大汗、大吐、大泻致正气大亏、阳气暴脱之亡阳证，以四肢厥逆、呼吸微弱、汗出肢冷、面色苍白、精神淡漠、脉微欲绝为辨证要点。

（2）脾肾阳虚、水湿内停，以形寒肢冷、面色㿠白、腰膝酸软、小便不利、肢体浮肿、舌淡胖、脉沉细无力为辨证要点。

（3）脾肾阳虚、水湿下注、下走肠间致久泻久痢、五更泄泻、下利清谷。

【临床体会】

（1）本组角药见于《伤寒六书》之回阳救急汤，为治疗寒邪直中三阴、真阳衰微证的主要方剂，方中尚有茯苓、甘草、陈皮、半夏、肉桂、干姜、麝香。

（2）加减应用：①真阳衰微、四肢厥冷者，加干姜、肉桂温阳；②寒凝血瘀者，加桃仁、红花；③痰蒙神窍致意识障碍者，加麝香，或合用苏合香丸开窍醒神。

（3）本组角药常用于休克、心力衰竭、心肌梗死、呼吸衰竭、严重吐泻属阳虚者。

（4）人参宜文火另煎，分次兑服。

（5）内有实热、肝阳上亢、气火上逆、湿热气滞、阳证疮痈、阴虚阳盛者及孕妇慎服。

（6）附子有毒，临床使用时常采用炮制过的淡附片，毒性最小，药力也相对和缓，入汤剂宜先煎。附子不宜与白及、贝母、瓜蒌、天花粉同用。

（7）人参反藜芦。

【常用剂量】

人参 10 ～ 30g；附子 10 ～ 15g；白术 10 ～ 15g。

桂枝、白术、甘草

【配伍功效】

益心助阳、散寒止痛。

【单味功效】

◆ 桂枝

味辛、甘，性温。归心、肺、膀胱经。发汗解肌、温经止痛、助阳化气。

·辛散温通，透达营卫、散肌腠风寒——风寒感冒；发汗和缓，不论有汗无汗皆可应用

·振奋气血、温通经脉、活血通络止痛——寒凝血滞诸痛证——风湿痹痛；血寒经闭、痛经；胃寒腹痛；胸痹心痛

·助阳化气，能增强化湿利水之功——阳虚致痰饮、蓄水、心悸、脉结代

◆ 白术

味甘、苦，性温。归脾、胃经。健脾益气、燥湿利水、止汗、安胎。

·健脾益气、燥湿利水——脾虚水湿内生致食少、便溏或泄泻、痰饮、水肿、带下诸证；为"脾脏补气健脾第一要药"

·止汗——脾气虚弱、卫气不固、表虚自汗

·安胎——脾虚气弱致胎动不安、脾虚湿浊中阻致妊娠恶阻、脾虚妊娠水肿

◆ 甘草

味甘，性平。归心、肺、脾、胃经。补脾益气、祛痰止咳、缓急止痛、清热解毒、调和诸药。

- ·补益心气、益气复脉——心气不足致脉结代、心动悸
- ·补脾益气——脾气虚证
- ·祛痰止咳——寒热虚实多种咳喘，有痰无痰均宜
- ·缓急止痛——脘腹、四肢挛急疼痛
- ·清热解毒——热毒疮疡、咽喉肿痛及药物、食物中毒
- ·调和诸药——解毒，可降低方中某些药（如附子、大黄）的毒烈之性；缓急止痛，可缓解方中某些药（如大黄）刺激胃肠引起的腹痛；其甜味浓郁，可矫正方中药物的滋味

【配伍分析】

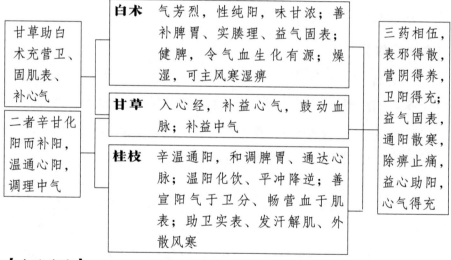

【主治病症】

（1）风寒湿邪客于肌表经络，以肢体重着酸楚、项背挛急、关节冷痛、屈伸不利、腰膝酸痛、每逢阴雨天气即发为辨证要点。

（2）脾阳不振、痰饮内停致胃脘痛，以胃脘冷痛、呕恶纳呆、下利便溏、神疲乏力、畏寒肢冷、苔白滑、脉濡缓为辨证要点。

（3）心阳虚、心气虚证，以心悸怔忡、胸闷气短、面色㿠白、形寒肢冷、舌淡苔薄、脉弱或沉细或结代为辨证要点。

【临床体会】

（1）本组角药源于《伤寒论》之苓桂术甘汤，为治疗痰饮病的代表方剂。

（2）加减应用：①脾虚者，可加人参、茯苓、炙黄芪、附子；②痰饮盛者，加半夏、生姜、细辛；③寒湿痹痛者，加细辛、干姜、乌头。

（3）甘草蜜炙药性微温，可增强补益心脾之气和润肺止咳作用。不宜与京大戟、芫花、甘遂同用。大剂量久服可导致水钠潴留，引起浮肿。

【常用剂量】

桂枝 6～10g；白术 9～15g；甘草 3～15g。

人参、蛤蚧、紫河车

【配伍功效】

补肾益肺、纳气定喘。

【单味功效】

◆ **人参**

味甘、微苦，性平。归肺、脾、心经。大补元气、补脾益肺、生津、安神益智。

- ·大补元气、补气救脱——元气虚脱致气短神疲、汗出、四肢逆冷、脉微欲绝；本品能大补元气、复脉固脱，为拯危救脱要药
- ·补脾益肺——肺脾心肾气虚证
  - 肺气虚致短气喘促、懒言声微，为补肺要药；
  - 脾气虚致倦怠乏力、食少便溏，为补脾要药；
  - 心气虚致心悸怔忡、胸闷气短，可补益心气；
  - 肾不纳气致短气虚喘、肾虚阳痿，可补益肾气
- ·生津止渴——热病气虚津伤致口渴及消渴
- ·安神益智——气血不足致心神不安、失眠健忘

◆ **蛤蚧**

味咸，性平。归肺、肾经。补肺益肾、纳气平喘、助阳益精。

- ·补肺益肾、纳气平喘——肺虚咳嗽、肾虚作喘、虚劳喘咳
- ·补肾助阳、益精养血——肾虚阳痿

◆ **紫河车**

味甘、咸，性温。归肺、肝、肾经。补肾益精、养血益气。

- ·补肝肾、益精血——精血衰少致阳痿遗精、腰酸头晕耳鸣；本品为温肾补精之上品
- ·养血益气——气血不足致产后乳汁缺少、面色萎黄消瘦、体倦乏力

【配伍分析】

人参	大补元气，健脾补肺力佳	皆补虚强壮之品；三药伍用，肺肾双补、纳气定喘、助阳益精
蛤蚧	血肉有情之品；补肺气、益肺阴、纳气定喘；助肾阳、填精髓、温肾纳气力雄	
紫河车	血肉有情之品，补肺摄纳；善益肝肾、养精血；为温肾补精上品	

【主治病症】

（1）肺肾两虚或肾不纳气之喘咳，以咳嗽气喘、呼多吸少、气不接续、声音低怯、言语难续、动则更甚，伴神疲乏力、身寒肢冷、舌淡、脉沉细弱为辨证要点。

（2）精亏血少、阳虚肾惫之阳痿不举、遗精滑泄，以畏寒肢冷、腰膝酸软、眩晕耳鸣、神疲乏力、舌淡胖、尺脉沉弱为辨证要点。

【临床体会】

（1）虚喘之证多责之肺肾，肺为气之主而司呼吸，肾为气之根而主纳气。肺气虚则呼吸无力、咳喘短气；肾气虚则摄纳无权、呼多吸少、动辄喘甚。本组角药常用于慢性支气管炎、支气管扩张、支气管哮喘、肺气肿、肺结核、心源性哮喘等辨证属于肺肾两虚或肾不纳气者。

（2）人参、蛤蚧相伍见于《卫生宝鉴》之人参蛤蚧散，常伍紫河车以增强补肺益肾、纳气平喘之功。

（3）加减应用：①肺肾虚喘者，加冬虫夏草、核桃仁、五味子；②痰多嗽喘者，加浙贝母、紫菀、杏仁；③肾虚阳痿者，加益智仁、巴戟天、补骨脂；④气血不足者，加黄芪、当归、熟地黄。

【常用剂量】

人参100g；蛤蚧4对；紫河车100g。碾粉混匀后装胶囊，每粒胶囊装入0.5g，每次服用2粒，每日3次。

当归、白芍、川芎

【配伍功效】

养血活血、行气止痛。

【单味功效】

◆ 当归

味甘、辛，性温。归肝、心、脾经。补血调经、活血止痛、润肠通便。

- ·补血——血虚诸证；本品甘温质润，长于补血，为补血之圣药
- ·调经——血虚或血虚兼有瘀滞的月经不调、痛经、闭经等；本品为补血调经要药
- ·活血止痛——虚寒性腹痛、痈疽疮疡、脱疽溃烂、跌打损伤、风寒痹痛；本品辛行温通，为活血行气要药
- ·润肠——血虚肠燥便秘

◆ 白芍

味苦、酸，性微寒。归肝、脾经。养血敛阴、柔肝止痛、养阴平肝。

- ·养血调经——血虚或阴虚有热的月经不调、崩漏等
- ·柔肝止痛——肝郁不舒致胸胁、胃脘、腹部疼痛及四肢拘挛；肝脾不和致腹中挛急作痛或泻痢腹痛；肝阴虚阳亢致头痛、眩晕、肢体麻木、肌肉瞤动；本品为治诸痛之良药
- ·敛阴止汗——阴虚盗汗及营卫不和的表虚自汗证

◆ 川芎

味辛，性温。归肝、胆、心包经。活血行气、祛风止痛。

- 活血行气——肝郁气滞致胁肋疼痛；
  - 肝血瘀阻致积聚痞块；—内科病证
  - 心脉瘀阻致胸痹心痛；
  - 闭经、痛经、腹痛；
  - 月经不调、月经先期、月经后期；—下调经水，中开郁结，为妇科要药
  - 产后恶露不行、癥瘕积聚；
  - 疮疡脓成、体虚不溃等外科病证；
  - 跌仆损伤、瘀肿疼痛等伤科病证

  治寒凝血滞诸痛，为血中气药

- 祛风止痛，能上行头目——风寒、风热、风湿、血虚、血瘀头痛，风湿痹证；本品辛散温通，能旁通络脉，祛风止痛，为治头痛要药

【配伍分析】

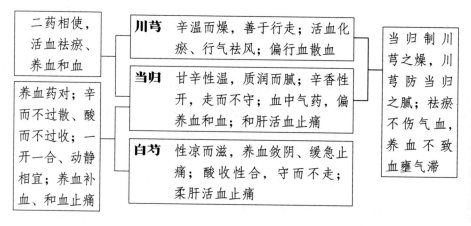

二药相使，活血祛瘀、养血和血

养血药对；辛而不过散、酸而不过收；一开一合、动静相宜；养血补血、和血止痛

川芎 辛温而燥，善于行走；活血化瘀、行气祛风；偏行血散血

当归 甘辛性温，质润而腻；辛香性开，走而不守；血中气药，偏养血和血；和肝活血止痛

白芍 性凉而滋，养血敛阴、缓急止痛；酸收性合，守而不走；柔肝活血止痛

当归制川芎之燥，川芎防当归之腻；祛瘀不伤气血，养血不致血壅气滞

【主治病症】

（1）血虚之眩晕心悸、面色无华诸证。

（2）血虚血瘀之月经不调、闭经、痛经。

（3）血虚肝郁之胁肋疼痛，阴血虚筋脉失养致手足挛急作痛，产后瘀血腹痛。

【临床体会】

（1）白芍、川芎、当归是经方温经汤中调理经血的主药，后世加熟

地黄变为"四物汤"，以补血调血立法，成为妇科祖方，在《傅青主女科》中也得到了广泛应用。

（2）加减应用：①兼血瘀经水不调者，加阿胶、艾叶；②血虚筋脉失养者，加木瓜、生地黄、甘草；③血虚生风者，加生地黄、夏枯草、钩藤、鸡血藤。

（3）白芍反藜芦。

【常用剂量】

当归 6 ～ 9g；白芍 10 ～ 15g；川芎 6 ～ 10g。

黄芪、柴胡、升麻

【配伍功效】

益气升阳、举陷退热。

【单味功效】

◆ 黄芪

味甘，性微温。归脾、肺经。补气升阳、固表止汗、托疮生肌、利尿消肿。

- ·健脾补中——脾气虚弱致倦怠乏力、食少便溏；为补中益气要药
- ·补气升阳——脾虚中气下陷致久泻脱肛、内脏下垂；能升阳举陷
- ·益气生血、益气生津——气血不足之证、脾虚不能布津之消渴
- ·益气摄血、益卫固表——脾气虚不能统血致失血，肺气虚及表虚自汗，气虚外感诸证
- ·补益肺气——肺气虚弱致咳喘日久、气短神疲
- ·益气行水——气虚水湿失运致浮肿、小便不利；为治气虚水肿之要药
- ·益气行血——痹证、中风后遗症等气虚血滞证，见筋脉失养、肌肤麻木或半身不遂
- ·托疮生肌——气血亏虚致疮疡难溃难腐或溃久难敛

◆ 柴胡

味苦、辛，性微寒。归肝、胆经。疏散退热、疏肝解郁、清胆截疟、升举阳气。

· 疏散退热——表证发热及少阳证；本品善于祛邪解表退热、疏散少阳半表半里之邪

· 疏肝解郁——肝郁气滞或血虚致胸胁或少腹胀痛、情志抑郁、月经失调、痛经

· 升阳举陷——气虚下陷、久泻脱肛、胃下垂

· 清胆截疟——疟疾寒热

◆ **升麻**

味辛、微甘，性微寒。归肺、脾、胃、大肠经。解表透疹、清热解毒、升举阳气。

· 发表退热——外感表证——
- 风热感冒或温病初起致发热、头痛；
- 风寒感冒致恶寒发热、无汗、头痛、咳嗽；
- 外感风热夹湿致阳明经头痛（前额作痛）、呕逆、心烦痞满

· 发表透疹——麻疹不透；本品辛散发表，透发麻疹

· 清热解毒——热毒证——
- 阳明胃热致头痛、牙龈肿痛、口舌生疮、咽肿喉痛、皮肤疮毒；
- 风热疫毒上攻致大头瘟、头面红肿、咽喉肿痛、痄腮肿痛、温毒发斑；
- 为清热解毒之良药

· 升举阳气——气虚下陷致脘腹重坠作胀、月经量多或崩漏，食少倦怠，久泻脱肛，子宫、肾等脏器下垂；胸中大气下陷致气短不足以息；本品善引脾胃清阳之气上升

【配伍分析】

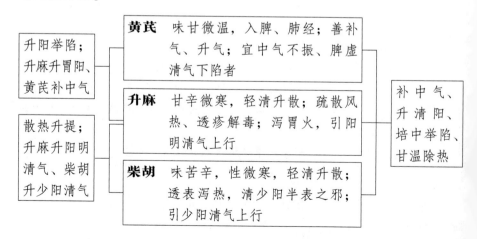

【主治病症】

（1）脾不升清证，以头晕目眩、视物昏瞀、少气懒言、语声低微、体倦肢软、面色萎黄、纳差便溏、舌淡、脉弱为辨证要点。

（2）气虚发热证，以身热自汗、渴喜热饮、气短乏力、舌淡而胖、脉大无力为辨证要点。

（3）中气下陷证，以脱肛、子宫脱垂、久泻久痢、崩漏等，伴气短乏力、纳差便溏、舌淡、脉虚软为辨证要点。

（4）气血不足、痈疽疮疡日久不愈，以脓成不溃、溃后不敛、脓液清稀，伴神疲乏力、气少懒言、面色萎黄为辨证要点。

【临床体会】

（1）本组角药源于《脾胃论》之补中益气汤。如《名医方论》云："补中之剂，得发表之品而中自安，益气之剂赖清气之品而益气倍增。"

（2）加减应用：直立性低血压、脏器脱垂、慢性肠炎久泻不愈或异常子宫出血淋漓不尽等证属气血虚弱、气虚阳微或中气下陷者，加党参、黄精、白芍、当归。

（3）清阳陷于下焦，郁遏不达会出现发热，其热不甚，病程较久，时作时休，时轻时重，劳则加剧。此种发热，称为"阴火"。本组角药补中气、升清阳，可甘温除热，治疗"阴火"。临床治疗此类发热时，常加用知母、党参、黄柏、炙甘草等以益气清热。此种发热，常见于免疫力低下及重大手术、创伤后低热不退之患者。

（4）黄芪补气宜炙用。

【常用剂量】

黄芪 15 ～ 60g；升麻 6 ～ 9g；柴胡 5 ～ 8g。

黄芪、当归、白芍

【配伍功效】

补气生血、活血调经。

【单味功效】

◆ **黄芪**

味甘，性微温。归脾、肺经。补气升阳、固表止汗、托疮生肌、利尿消肿。

· 健脾补中——脾气虚弱致倦怠乏力、食少便溏；为补中益气要药

· 补气升阳——脾虚中气下陷致久泻脱肛、内脏下垂；能升阳举陷

· 益气生血、益气生津——气血不足之证、脾虚不能布津之消渴

· 益气摄血、益卫固表——脾气虚不能统血致失血，肺气虚及表虚自汗，气虚外感诸证

· 补益肺气——肺气虚弱致咳喘日久、气短神疲

· 益气行水——气虚水湿失运致浮肿、小便不利；为治气虚水肿之要药

· 益气行血——痹证、中风后遗症等气虚血滞证，见筋脉失养、肌肤麻木或半身不遂

· 托疮生肌——气血亏虚致疮疡难溃难腐或溃久难敛

◆ **当归**

味甘、辛，性温。归肝、心、脾经。补血调经、活血止痛、润肠通便。

· 补血——血虚诸证；本品甘温质润，长于补血，为补血之圣药

· 调经——血虚或血虚兼有瘀滞的月经不调、痛经、闭经等；本品为补血调经要药

· 活血止痛——虚寒性腹痛、痈疽疮疡、脱疽溃烂、跌打损伤、风寒痹痛；本品辛行温通，为活血行气要药

· 润肠——血虚肠燥便秘

◆ **白芍**

味苦、酸，性微寒。归肝、脾经。养血敛阴、柔肝止痛、养阴平肝。

· 养血调经——血虚或阴虚有热的月经不调、崩漏等

· 柔肝止痛——肝郁不舒致胸胁、胃脘、腹部疼痛及四肢拘挛；肝脾不和致腹中挛急作痛或泻痢腹痛；肝阴虚阳亢致头痛、眩晕、肢体麻木、肌肉瞤动；本品为治诸痛之良药

· 敛阴止汗——阴虚盗汗及营卫不和的表虚自汗证

【配伍分析】

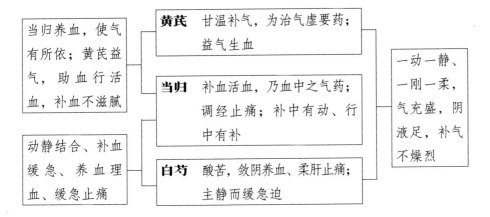

当归养血，使气有所依；黄芪益气，助血行活血，补血不滋腻

动静结合、补血缓急、养血理血、缓急止痛

黄芪 甘温补气，为治气虚要药；益气生血

当归 补血活血，乃血中之气药；调经止痛；补中有动、行中有补

白芍 酸苦，敛阴养血、柔肝止痛；主静而缓急迫

一动一静、一刚一柔，气充盛，阴液足，补气不燥烈

【主治病症】

（1）气血两虚证，以面色苍白或萎黄、头晕目眩、倦怠乏力、气短懒言、心悸怔忡、寐差多梦、舌淡、脉细弱或虚大无力为辨证要点。

（2）失血致血虚气弱、血虚发热证，以肌热面赤、烦渴欲饮、头晕目眩、乏力气短、舌淡、脉洪大而虚、重按无力为辨证要点。

（3）气血不足、痈疽疮疡日久不愈，以脓成不溃、溃后不敛、脓液清稀、神疲乏力、气少懒言、面色㿠白或萎黄为辨证要点。

【临床体会】

（1）黄芪、当归、白芍相伍而用，见于《太平惠民和剂局方》的十全大补汤、《医宗金鉴》的圣愈汤，均为气血双补之方剂。

（2）加减应用：①气虚为主者，加人参、白术；②血虚为主者，加川芎、熟地黄；③兼有血瘀者，加艾叶、川芎；④兼不寐者，加酸枣仁、茯神。

（3）黄芪补气宜炙用。

（4）白芍反藜芦。

【常用剂量】

黄芪 15～60g；当归 6～9g；白芍 10～15g。

白芍、甘草、茯苓

【配伍功效】

缓急止痛、养血柔肝。

【单味功效】

◆ **白芍**

味苦、酸，性微寒。归肝、脾经。养血敛阴、柔肝止痛、养阴平肝。

· 养血调经——血虚或阴虚有热致月经不调、崩漏等

· 柔肝止痛——肝郁不舒致胸胁、胃脘、腹部疼痛、四肢拘挛；肝脾不和致腹中挛急作痛或泻痢腹痛；肝阴虚阳亢致头痛、眩晕、肢体麻木、肌肉瞤动；本品为治诸痛之良药

· 敛阴止汗——阴虚盗汗及营卫不和的表虚自汗证

◆ **甘草**

味甘，性平。归心、肺、脾、胃经。补脾益气、祛痰止咳、缓急止痛、清热解毒、调和诸药。

· 补益心气、益气复脉——心气不足致脉结代、心动悸

· 补脾益气——脾气虚证

· 祛痰止咳——寒热虚实多种咳喘，有痰无痰均宜

· 缓急止痛——脘腹、四肢挛急疼痛

· 清热解毒——热毒疮疡，咽喉肿痛，药物、食物中毒

· 调和诸药——解毒，可降低方中某些药（如附子、大黄）的毒烈之性；缓急止痛，可缓解方中某些药（如大黄）刺激胃肠引起的腹痛；其甜味浓郁，可调和方中药物的滋味

◆ **茯苓**

味甘、淡，性平。归心、脾、肾经。利水消肿、渗湿、健脾、宁心。

・利水消肿——寒热虚实各种水肿；本品甘可补，淡能渗，祛邪扶正，利水而不伤正气，为利水消肿要药

・渗湿——痰饮；本品善渗泄水湿，使湿无所聚、痰无由生

・健脾渗湿——脾虚泄泻或脾胃虚弱、倦怠乏力、食少便溏

・宁心——心悸、失眠；本品益心脾而宁心安神

【配伍分析】

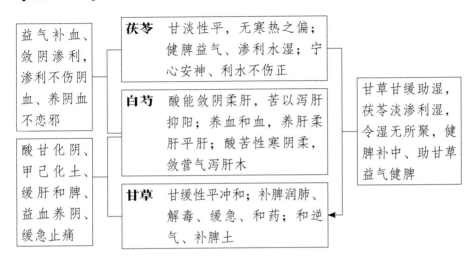

益气补血、敛阴渗利，渗利不伤阴血、养阴血不恋邪

茯苓 甘淡性平，无寒热之偏；健脾益气、渗利水湿；宁心安神、利水不伤正

酸甘化阴、甲己化土、缓肝和脾、益血养阴、缓急止痛

白芍 酸能敛阴柔肝，苦以泻肝抑阳；养血和血，养肝柔肝平肝；酸苦性寒阴柔，敛营气泻肝木

甘草 甘缓性平冲和；补脾润肺、解毒、缓急、和药；和逆气、补脾土

甘草甘缓助湿，茯苓淡渗利湿，令湿无所聚，健脾补中、助甘草益气健脾

【主治病症】

（1）肝郁脾虚之腹痛，以腹中拘急疼痛、胸胁胀痛、纳呆腹胀、肠鸣矢气、便溏、舌淡苔白或腻、脉弦为辨证要点。

（2）肝郁脾虚之泄泻，以腹痛欲泻、泻后痛减，伴胸胁胀满不适、纳呆腹胀、肠鸣矢气、舌淡苔白或腻、脉弦为辨证要点。

（3）气血虚弱、筋脉失养之手足挛急疼痛，伴面色苍白、神疲乏力、心悸健忘、眩晕、纳呆、舌质淡、脉沉细弱为辨证要点。

（4）气血虚弱、经行腹痛，以经期小腹隐隐作痛、喜揉按、月经量少、色淡质薄、面色不华，或伴神疲乏力、纳少便溏、舌淡、脉细弱为辨证要点。

（5）气血虚弱、经行头痛，以头脑空痛、头目眩晕、胸闷气短、心悸、面色苍白、唇爪苍白、纳少脘闷、舌淡苔薄或薄腻、脉细弱无力为辨证要点。

【临床体会】

（1）本组角药源于《太平惠民和剂局方》之逍遥散，为疏肝解郁、健脾和营之方剂。

（2）加减应用：①脾虚者，加人参、白术、炙黄芪；②肝郁者，加柴胡、香附；③气滞者，加陈皮、枳壳、厚朴；④血虚者，加当归、何首乌。

（3）甘草蜜炙药性微温，可增强补益心脾之气和润肺止咳作用。甘草不宜与京大戟、芫花、甘遂同用。本品大剂量久服可导致水钠潴留，引起浮肿。

（4）阳气虚衰、阴寒内盛者不宜使用。

（5）白芍反藜芦。

【常用剂量】

白芍 9～15g；甘草 3～6g；茯苓 10～24g。

白术、淮山药、芡实

【配伍功效】

补脾益气、涩精止泻。

【单味功效】

◆ **白术**

味甘、苦，性温。归脾、胃经。健脾益气、燥湿利水、止汗、安胎。

・健脾益气、燥湿利水——脾虚水湿内生致食少、便溏或泄泻、痰饮、水肿、带下诸证；为"脾脏补气健脾第一要药"

・止汗——脾气虚弱、卫气不固、表虚自汗

・安胎——脾虚气弱致胎动不安，脾虚湿浊中阻致妊娠恶阻、脾虚妊娠水肿

◆ **淮山药**

味甘，性平。归脾、肺、肾经。补脾养胃、生津益肺、补肾涩精。

· 补脾养胃——脾气虚弱或气阴两虚致消瘦乏力、食少便溏，脾虚湿浊带下；本品尤宜慢性久病或病后虚弱羸瘦需营养调补而脾运不健者

· 生津益肺——肺虚咳喘；本品补肺气、滋肺阴，对肺脾气阴俱虚者，可补土生金

· 补肾涩精——肾气虚致腰膝酸软、夜尿频多或遗尿、滑精早泄、女子带下清稀；肾阴虚致形体消瘦、腰膝酸软、遗精

· 补脾肺肾之气阴——消渴气阴两虚

◆ **芡实**

味甘、涩，性平。归脾、肾经。益肾固精、健脾止泻、除湿止带。

· 益肾固精——肾虚不固致腰膝酸软、遗精滑精

· 健脾止泻——脾虚湿盛、久泻不愈

· 除湿止带——脾肾两虚致带下清稀、湿热带下

【配伍分析】

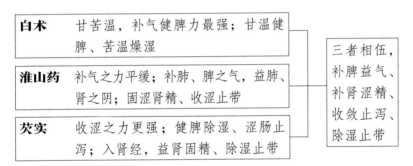

白术	甘苦温，补气健脾力最强；甘温健脾、苦温燥湿
淮山药	补气之力平缓；补肺、脾之气，益肺、肾之阴；固涩肾精、收涩止带
芡实	收涩之力更强；健脾除湿、涩肠止泻；入肾经，益肾固精、除湿止带

三者相伍，补脾益气、补肾涩精、收敛止泻、除湿止带

【主治病症】

（1）脾虚湿盛致久泻久痢、带下清稀、淋浊等病，以神疲乏力、纳差食少、舌淡苔白腻、脉滑为辨证要点。

（2）肾气不足、肾失封藏之遗精滑泄、遗尿，以神疲乏力、腰膝酸软、耳鸣耳聋、舌淡苔白、脉弱为辨证要点。

【临床体会】

（1）本组角药源于《傅青主女科》之易黄汤，方中尚有白果、黄柏、

车前子等药物，为清热祛湿止带之方剂。

（2）加减应用：①脾虚者，加人参、炙黄芪、薏苡仁；②肾虚者，加山茱萸、益智仁、牛膝；③湿盛者，加茯苓、陈皮、扁豆；④湿热者，加黄柏、车前草。

（3）白术、淮山药麸炒可增强补脾止泻作用。

（4）内有积滞者慎用。

【常用剂量】

白术 9 ～ 15g；山药 15 ～ 60g；芡实 10 ～ 15g。

北沙参、麦冬、黄精

【配伍功效】

益气养阴、生津止渴。

【单味功效】

◆ 北沙参

味甘、微苦，性微寒。归肺、胃经。清肺养阴、益胃生津。

· 养阴清肺——肺阴虚肺热致燥咳、干咳少痰、劳嗽久咳、咽干喑哑

· 益胃生津——胃阴虚或热伤胃阴致口渴咽干、胃脘隐痛、嘈杂、干呕

◆ 麦冬

味甘、微苦，性微寒。归心、肺、胃经。养阴润肺、益胃生津、清心除烦。

· 养阴润肺——肺阴不足而有燥热的干咳痰黏、劳热咳嗽；

· 益胃生津——胃阴虚或热伤胃阴致口渴咽干、大便燥结；

· 清心除烦——心阴虚及温病热邪扰及心营致心烦不眠、舌绛而干

◆ 黄精

味甘，性平。归脾、肺、肾经。补气养阴、健脾、润肺、益肾。

- 补气养阴——阴虚肺燥之干咳少痰及肺肾阴虚之劳嗽久咳
- 健脾——脾气阴两虚之面色萎黄、困倦乏力、食少、口干便干；本品补脾气、养脾阴
- 润肺——肺气阴两伤之干咳少痰；本品甘平，能养肺阴、益肺气
- 益肾——肾精亏虚；本品能延缓衰老，改善头晕、腰膝酸软、须发早白等早衰症状
- 润肺益肾——肺肾阴虚之劳嗽久咳；本品补益肺肾之阴，补土生金，补后天以养先天

【配伍分析】

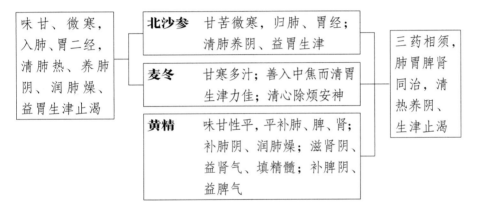

味甘、微寒，入肺、胃二经，清肺热、养肺阴、润肺燥、益胃生津止渴

北沙参 甘苦微寒，归肺、胃经；清肺养阴、益胃生津

麦冬 甘寒多汁；善入中焦而清胃生津力佳；清心除烦安神

黄精 味甘性平，平补肺、脾、肾；补肺阴、润肺燥、滋肾阴、益肾气、填精髓；补脾阴、益脾气

三药相须，肺胃脾肾同治，清热养阴、生津止渴

【主治病症】

（1）阴虚肺燥或热盛伤阴，以干咳少痰、咽干口燥、潮热盗汗、劳嗽咯血、虚羸少气、舌红少苔、脉细数为辨证要点。

（2）热伤胃阴、久病阴虚津亏，以口干唇燥、嘈杂、干呕、纳差、吞咽艰涩不利、大便干结、舌红少苔或光绛无苔、脉细数为辨证要点。

【临床体会】

（1）北沙参、麦冬相伍见于《柳州医话》之一贯煎，伍黄精以增补气养阴、健脾益肾之功。

（2）加减应用：①润肺止咳，加浙贝母、百部；②益胃生津，加玉竹、太子参；③补益肾精，加枸杞子、熟地黄、何首乌。

（3）脾虚湿盛或实热痰多、身热口臭者不宜选用。

（4）沙参恶防己，反藜芦。

【常用剂量】

黄精 9 ～ 15g；麦冬 9 ～ 15g；北沙参 10 ～ 15g。

知母、百合、石斛

【配伍功效】

清热润肺、养阴止咳。

【单味功效】

◆ 知母

味苦、甘，性寒。归肺、胃、肾经。清热泻火、滋阴除蒸、生津止渴。

・清热泻火——外感热病、高热烦渴；本品苦寒，能清热泻火除烦

・滋阴润燥——阴虚燥咳、骨蒸潮热、阴虚消渴、肠燥便秘；本品甘寒，能生津润燥止渴

◆ 百合

味甘，性微寒。归肺、心、胃经。养阴润肺、清心安神。

・养阴润肺——肺燥咳嗽，咯血；本品甘寒滋润、质厚多液，润肺止咳

・清心安神——热病之后余热未清、气阴不足致虚烦惊悸、失眠、心神不宁

◆ 石斛

味甘，性微寒。归胃、肾经。益胃生津、滋阴清热。

・益胃生津——胃阴虚致胃脘疼痛、牙龈肿痛、口舌生疮，以及热病伤津、烦渴、舌干苔黑；本品长于滋养胃阴、生津止渴，兼能清胃热

・滋阴清热——肾阴亏虚之目暗不明、筋骨痿软，以及阴虚火旺、骨蒸劳热

【配伍分析】

知母 苦寒而润，重在清热，泻火力强；清中有润，清泻肺、胃二经之热；入肾经，滋肾润燥，退骨蒸；滋阴降火，适合里热津伤之证	三药相伍，清热润肺，养阴生津；清肺润肺止咳，益胃生津止渴，滋肾退热除蒸，养心清心安神
石斛 入胃、肾经，清热养阴生津；滋阴而退虚热，热病伤阴多用；滋补肾之阴精又能明目、强筋骨	
百合 甘寒质润，滋阴润肺止咳；兼入心经，可清心安神；阴伤肺燥、虚烦不寐	

【主治病症】

（1）温病热盛、肺胃津伤或温燥伤肺，以身热头痛、干咳无痰、气逆而喘、咽干鼻燥、心烦口渴、舌红少苔或无苔、脉细数为辨证要点。

（2）阴虚肺燥或热病伤阴，以干咳少痰、咽干口燥、痰中带血、潮热盗汗、舌红少苔、脉细数为辨证要点。

（3）热病后期或久病气阴已伤，以心烦口渴、虚烦惊悸、失眠多梦、舌红少苔或无苔、脉细数为辨证要点。

【临床体会】

（1）百合、知母相伍见于《金匮要略》百合知母汤，可清肺热、救阴液，常伍石斛以增滋阴清热生津之效。

（2）加减应用：①肾阴不足者，加枸杞子、熟地黄、菟丝子；②热盛伤津者，加天花粉、生地黄、麦冬；③阴虚潮热者，加生地黄、枸杞子、黄柏、胡黄连。

【常用剂量】

石斛 6～15g；知母 6～12g；百合 10～24g。

杜仲、续断、菟丝子

【配伍功效】

补益肝肾、固冲安胎、强筋健骨。

【单味功效】

◆ 杜仲

味甘，性温。归肝、肾经。补肝肾、强筋骨、固经安胎。

- ·补肝肾、强筋骨——肾虚腰痛及各种腰痛；为肾虚腰痛之要药
- ·补肝肾、固冲任、安胎——胎动不安或习惯性流产

◆ 续断

味苦、辛、甘，性微温。归肝、肾经。补益肝肾、强筋健骨、止血安胎、续断疗伤。

- ·补益肝肾、活血通络——肝肾不足之血滞腰痛
- ·甘温助阳、辛温散寒——肾阳不足之下元虚冷、阳痿不举、遗精滑泄、遗尿尿频
- ·甘温助阳、辛以散瘀、补益肝肾——腰膝酸痛、寒湿痹痛
- ·补益肝肾、调理冲任、固本安胎——肝肾不足之崩漏下血、胎动不安
- ·辛温破散、活血祛瘀，甘温补益、壮骨强筋——跌打损伤、瘀血肿痛、筋伤骨折

◆ 菟丝子

味辛、甘，性平。归肾、肝、脾经。补益肝肾、固精缩尿、明目、止泻、止渴、安胎。

- ·辛润燥、甘补虚，善补肾阴肾阳——肾虚腰痛、阳痿遗精、尿频及宫冷不孕；肾水不足、真阴亏耗之消渴
- ·滋补肝肾、益精养血——肝肾不足、目暗不明
- ·补肾益脾止泻——脾肾阳虚、便溏泄泻
- ·补肝肾安胎——肾虚胎动不安

【配伍分析】

续断偏走肾经血分，补而善走；杜仲偏走肾经气分，补而不走	**续断**	甘辛苦温；壮骨强筋、温阳散寒；辛温破散，能活血祛瘀
	杜仲	甘温，善补养；补益肝肾、助火壮阳
杜仲长于安胎、菟丝子善固精，同补肝肾	**菟丝子**	甘温入肾，平补肾阴肾阳；益精填髓、强筋健骨；不燥不腻，补脾，收涩肾气；固精缩尿，平补肝脾肾

【主治病症】

（1）肾阳不足、下元虚冷，以阳痿不举、遗精滑泄、遗尿尿频，腰酸腰痛、畏寒肢冷、眩晕耳鸣、下肢软弱无力、舌淡胖、尺脉沉弱为辨证要点。

（2）肝肾不足、风寒侵袭致寒湿痹痛，以关节冷痛重着、屈伸不利、日轻夜重、遇寒痛增、得热则减、腰膝酸软、舌淡苔白、脉弦紧为辨证要点。

（3）痹证日久不愈、肝肾两虚日重致筋骨失濡养，以筋肉关节疼痛肿大、僵硬畸形、肌肉瘦削，兼见腰膝酸软、神疲乏力、畏寒、手足不温、舌淡苔薄、脉沉细弱为辨证要点。

（4）肝肾不足、胎动不安，以腰膝酸软、腹痛坠胀，伴头晕耳鸣、小便频数、舌体胖嫩、边有齿痕、脉沉弱为辨证要点。

（5）肝肾不足之崩漏、带下，以带下绵绵、月经不调、崩漏不止，伴腰膝酸软、头晕耳鸣、便溏、舌淡苔薄、脉濡为辨证要点。

【临床体会】

（1）续断、菟丝子相伍见于《医学衷中参西录》之寿胎丸，常合杜仲以增补肝肾、固冲任安胎之效。

（2）加减应用：①健脾固肾，加淮山药、芡实、薏苡仁、茯苓、白术；②补肾温阳，加巴戟天、鹿角胶、枸杞子；③固冲养血，加熟地黄、当归等。

（3）辛温燥热，阴虚火旺、大便燥结、小便短赤者不宜使用。

【常用剂量】

杜仲 10 ～ 15g；续断 9 ～ 15g；菟丝子 10 ～ 20g。

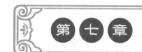 **固涩角药**

黄芪、荞麦、五味子

【配伍功效】

补气固表、敛阴止汗。

【单味功效】

◆ **黄芪**

味甘，性微温。归脾、肺经。补气升阳、固表止汗、托疮生肌、利尿消肿。

- 健脾补中——脾气虚弱致倦怠乏力、食少便溏；为补中益气要药
- 补气升阳——脾虚中气下陷之久泻脱肛、内脏下垂；能升阳举陷
- 益气生血、益气生津——气血不足之证、脾虚不能布津之消渴
- 益气摄血、益卫固表——脾气虚不能统血致失血，肺气虚及表虚自汗，气虚外感诸证
- 补益肺气——肺气虚弱致咳喘日久、气短神疲
- 益气行水——气虚水湿失运致浮肿、小便不利；为治气虚水肿之要药
- 益气行血——痹证、中风后遗症等气虚血滞证，见筋脉失养、肌肤麻木或半身不遂
- 托疮生肌——气血亏虚致疮疡难溃难腐或溃久难敛

◆ **荞麦**

味甘，性凉。归心经。益气、除热、止汗。

- 养心敛液，固表止汗——气虚自汗、阴虚盗汗、骨蒸劳热

◆ **五味子**

味酸、甘，性温。归肺、心、肾经。敛肺止咳、固表敛汗、涩精止泻、生津止渴。

- 敛肺滋肾——久嗽虚喘；本品味酸收敛，甘温而润，上敛肺气，下滋肾阴
- 固表敛汗——自汗、盗汗；本品五味俱全，以酸为主，善能敛肺止汗
- 涩精止泻——遗精、滑精、久泻不止；本品甘温而涩补肾，为治肾虚精关不固致遗精、滑精之要药

- 生津止渴——津伤口渴、消渴；本品甘以益气、酸能生津，具有益气生津止渴之功
- 补益心肾、宁心安神——心悸、失眠、多梦

【配伍分析】

黄芪	甘微温；益气实卫、固表止汗	黄芪重在补肺气固本，五味子重在敛心气、益阴液，荞麦益心气、敛心液，走表固腠理；三药标本兼顾，益气固表、敛阴止汗
荞麦	甘凉轻浮，气味俱薄；益心气、敛心液；实腠理、固皮毛	
五味子	味酸敛汗力强；益气固表敛肺止汗；滋阴生津、敛汗止汗	

【主治病症】

（1）气虚多汗、自汗，以汗出畏风、动则益甚，伴呼吸气短、咳喘无力、神疲乏力、少气懒言、舌淡、脉弱为辨证要点。

（2）阴虚或气阴两虚盗汗证，以五心烦热或午后潮热、盗汗、心烦心悸、失眠多梦、颧红如妆、口干咽燥、舌红少苔、脉细数为辨证要点。

【临床体会】

（1）汗为心液，汗多不仅使气随汗泄，更直接伤阴。故自汗、盗汗往往是气阴俱虚之证，而气虚、阴虚内热又易加重自汗、盗汗。因此治疗自汗、盗汗往往从补益气阴入手。

（2）黄芪、荞麦相伍源于《太平惠民和剂局方》牡蛎散，用荞麦易浮小麦，因其性平和，不易伤正，同时伍以五味子，则增敛阴止汗之功。

（3）加减应用：①益气固表，加人参、炙甘草、白术；②收敛止汗，加麻黄根、煅牡蛎；③养阴养血止汗，加地骨皮、当归；④清热止汗，加知母、

牡丹皮。

（4）黄芪炙用增强益气固表之功。

（5）表邪汗出者忌用。

【常用剂量】

黄芪 10 ～ 30g；荞麦 15 ～ 30g；五味子 3 ～ 6g。

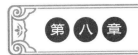

安神角药

夜交藤、合欢皮、茯神

【配伍功效】

宁心安神、通络祛风。

【单味功效】

◆ 夜交藤

味甘，性平。归心、肝经。养血安神、通络祛风。

- ·养血安神——血虚致虚烦不眠、惊悸多梦
- ·通络祛风——血虚致肢体酸楚疼痛
- ·祛风止痒——血虚受风致肌肤瘙痒

◆ 合欢皮

味甘，性平。归心、肝、肺经。解郁安神、活血消肿。

- ·解郁安神——心神不宁、愤怒忧郁、烦躁失眠；本品入心、肝经，善解肝郁
- ·活血祛瘀、续筋接骨——跌打损伤、筋断骨折、血瘀肿痛
- ·活血消肿——肺痈、胸痛、咯吐脓血、疮痈肿毒

◆ 茯苓

味甘、淡，性平。归心、脾、肾经。利水消肿、渗湿、健脾、宁心。

- ·利水消肿——寒热虚实各种水肿；本品甘可补、淡能渗，祛邪扶正，利水而不伤正气，为利水消肿要药
- ·渗湿——痰饮；本品善渗泄水湿，使湿无所聚、痰无由生
- ·健脾渗湿——脾虚泄泻或脾胃虚弱、倦怠乏力、食少便溏
- ·宁心——心悸、失眠；本品益心脾而宁心安神

◆ 茯神

为茯苓菌的菌核抱松根而生部分，功用与茯苓相似，主入心经，宁心

安神为其所长。

【配伍分析】

夜交藤	偏于养血宁心；引阳入阴而收安神之效；祛风通络
合欢皮	偏于开郁解忧以除烦安神；活血通经
茯神	益心脾、化水湿、宁心安神；健脾利湿而祛在肌腠之湿

三药相须，养血解郁、宁心安神、通络祛风除湿

【主治病症】

（1）心脾两虚、心神失养，以心悸怔忡、虚烦不眠，伴气短神疲、头晕目眩、纳差便溏、舌淡、脉弱为辨证要点。

（2）风湿侵袭、阻滞经络，以身重痹痛、肌肉不仁为辨证要点。

【临床体会】

（1）夜交藤、合欢皮、茯神为安神常用角药。

（2）加减应用：①疏肝解郁，加柴胡、香附、郁金；②健脾益气，加人参、白术、炙黄芪、炙甘草；③滋阴养血，加当归、酸枣仁、白芍、生地黄；④理气止痛，加川楝子、枳壳；⑤祛风通络，加僵蚕、地龙、忍冬藤、羌活独活。

（3）孕妇慎用合欢皮。

【常用剂量】

夜交藤 9 ~ 15g；合欢皮 6 ~ 12g；茯神 6 ~ 15g。

酸枣仁、柏子仁、远志

【配伍功效】

养心、益肝、安神。

【单味功效】

◆ 酸枣仁

味甘、酸，性平。归心、肝、胆经。养心益肝、安神、敛汗。

· 养心益肝安神——心肝阴血亏虚、心失所养、神不守舍致心悸、怔忡、健忘、失眠；肝虚有热致虚烦不眠；心脾气血亏虚致惊悸不安、体倦失眠；心肾不足、阴亏血少致心悸失眠、健忘梦遗
· 养心益肝敛汗——体虚自汗、盗汗；本品味酸能敛而有收敛止汗之功效
· 敛阴生津止渴——伤津口渴咽干

◆ 柏子仁

味甘，性平。归心、肾、大肠经。养心安神、润肠通便。

· 养心安神——心阴不足、心血亏虚致心神失养之心悸怔忡、虚烦不眠、头晕健忘；心肾不交之心悸不宁、心烦少寐、梦遗健忘
· 润肠通便——肠燥便秘；本品质润，富含油脂，可润肠通便
· 滋补阴液——阴虚盗汗、小儿惊痫

◆ 远志

味苦、辛，性温。归心、肾、肺经。宁心安神、祛痰开窍、消散痈肿。

· 宁心安神——心肾不交之心神不宁、失眠、惊悸、健忘
· 祛痰开窍——痰阻心窍致癫痫抽搐、惊风发狂
· 祛痰止咳——痰多黏稠、咳吐不爽、外感风寒、咳嗽痰多
· 消散痈肿——痈疽疮毒、乳房肿痛、喉痹；本品辛行苦泄，善疏通气血之壅滞

【配伍分析】

远志开心郁、疏心气，酸枣仁养心血、补肝阴，同类相须，养血开郁	**酸枣仁** 味甘，入心、肝经，内补外敛；内养心阴，益肝血而安神；外敛营阴以止虚汗	酸枣仁善补养心肝之阴血，使神有所舍、魂有所藏而安神定志；柏子仁长于入气分而补心气、定心神、安五脏、益脾胃。二者相须，一益心气，一养心血
	远志 性辛温，宣泄通达；开心气而宁心安神、通肾气而强志不忘；利心窍、逐痰涎，疏通壅滞	
	柏子仁 甘平质润，滋养润燥；入心经，养心安神；入肾经，补真阴润肾燥；入大肠，润肠通便	

【主治病症】

（1）阴血亏虚、心肝失养之心悸怔忡、失眠、健忘，以气短、头晕、虚烦神疲、手足心热、舌红苔薄、脉细数为辨证要点。

（2）气阴两虚之自汗、盗汗，以气短、头晕目眩、面色不华、神疲乏力、舌淡苔薄、脉细数为辨证要点。

【临床体会】

（1）本组角药见于《校注妇人良方》之天王补心丹，用于治疗因思虑过度致心神不安、虚烦少眠、神疲健忘、手足心热。

（2）加减应用：①养阴清热安神，配伍生地黄、麦冬、牡丹皮、知母；②益气化痰安神，配伍茯神、党参、石菖蒲；③益气敛汗，配伍荞麦、炙黄芪。

（3）胃有疾者，慎用远志。

（4）实邪郁火致心悸、失眠者不宜使用。

（5）酸枣仁、柏子仁应打碎煎服以增强疗效。

【常用剂量】

酸枣仁9～15g；柏子仁10～15g；远志6～15g。

龙骨、牡蛎、磁石

【配伍功效】

镇惊安神、潜阳散结。

【单味功效】

◆ **龙骨**

味甘、涩，性平。归心、肝、肾经。平肝潜阳、镇静安神、收敛固涩。

・镇惊安神——心神不宁、心悸失眠、健忘多梦、痰热内盛、惊痫抽搐、癫狂发作

・平肝潜阳——肝阴不足、肝阳上亢致的头晕目眩、烦躁易怒

・收敛固涩——遗精滑精、尿频遗尿、崩漏带下、自汗盗汗等正虚滑脱之证

・外用收湿、敛疮、生肌——湿疮痒疹、疮疡久溃不敛

◆ **牡蛎**

味咸、涩，性微寒。归肝、胆、肾经。重镇安神、潜阳补阴、软坚散结。

- ·重镇安神——心神不安、惊悸怔忡、失眠多梦；本品质重能镇，有安神之功效
- ·平肝潜阳——阴虚阳亢致头目眩晕、耳鸣烦躁，热灼真阴、虚风内动致四肢抽搐；本品咸寒质重，入肝经，有平肝潜阳，益阴之功
- ·软坚散结——痰火郁结之痰核、瘰疬、瘿瘤，气滞血瘀之癥瘕积聚
- ·收敛固涩——自汗、盗汗、遗精、滑精、尿频、遗尿、崩漏、带下等滑脱之证
- ·制酸止痛——胃痛泛酸须煅用

◆ **磁石**

味咸，性寒。归心、肝、肾经。潜阳安神、聪耳明目、纳气平喘。

- ·镇惊安神——心神不宁、惊悸、失眠及癫痫
- ·平肝潜阳——肝阳上亢致头晕目眩、急躁易怒
- ·聪耳明目——肾虚耳鸣、耳聋，肝肾不足致目暗不明、视物昏花
- ·纳气平喘——肾气不足、摄纳无权致虚喘

【配伍分析】

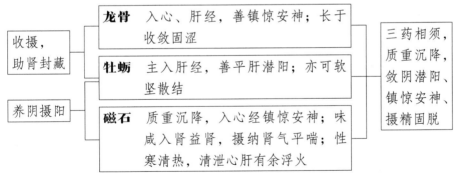

【主治病症】

（1）阴虚阳亢、热扰心神或惊恐气乱、神不守舍，以心神不宁、惊悸怔忡、失眠多梦、心烦不寐为辨证要点。

（2）心肝火旺，以狂躁妄动、面红目赤、气粗声高、便秘尿赤、惊痫抽搐、癫狂发作、舌红苔黄、脉弦为辨证要点。

（3）肝阳上亢、上扰清窍，以头晕目眩、烦躁易怒、舌红苔黄、脉

弦为辨证要点。

【临床体会】

（1）本组角药源于国医大师严德馨老先生之经验方宁心饮，方中尚有太子参、麦冬、五味子、淮小麦、甘草、大枣、丹参、百合，用于治疗心悸伴阴虚诸证。

（2）加减应用：①痰热抽搐、癫狂发作者，加胆南星、羚羊角、钩藤；②心神不宁、心悸失眠者，加酸枣仁、柏子仁、朱砂、琥珀、远志；③肝阳上亢、头晕目眩者，加代赭石、生白芍、石决明；④气阴不足者，可合以生脉饮、甘麦大枣汤。

（3）龙骨、牡蛎、磁石宜打碎先煎。龙骨镇静安神、平肝潜阳多生用，收敛固涩宜煅用。牡蛎收敛固涩宜煅用，其他宜生用。

（4）湿热积滞、脾胃虚弱者不宜使用。

（5）本组角药均为金石介类药物，易碍胃，不宜久服。

【常用剂量】

龙骨 15～30g；牡蛎 9～30g；磁石 15～30g。

琥珀、磁石、朱砂

【配伍功效】

镇惊安神、聪耳明目。

【单味功效】

◆ **琥珀**

味甘，性平。归心、肝、膀胱经。定惊安神、活血散瘀、利尿通淋。

- 镇惊安神——心神不宁、心悸失眠、惊风、癫痫
- 活血散瘀——痛经闭经、心腹刺痛、癥瘕积聚
- 利尿通淋——淋证、尿频、尿痛及癃闭
- 内服活血消肿、外用生肌敛疮——疮痈肿毒

◆ **磁石**

味咸，性寒。归心、肝、肾经。潜阳安神、聪耳明目、纳气平喘。

- ·镇惊安神——心神不宁、惊悸、失眠及癫痫
- ·平肝潜阳——肝阳上亢致头晕目眩、急躁易怒
- ·聪耳明目——肾虚耳鸣、耳聋；肝肾不足致目暗不明、视物昏花
- ·纳气平喘——肾气不足、摄纳无权致虚喘

◆ **朱砂**

味甘，性微寒。有毒。归心经。镇心安神、清热解毒。

- ·清心镇惊安神——心神不宁、心悸、失眠、小儿惊风、癫痫卒昏抽搐；温热病热入心包或痰热内闭致高热烦躁、神昏谵语、惊厥抽搐
- ·清热解毒——疮疡肿毒、咽喉肿痛、口舌生疮

【配伍分析】

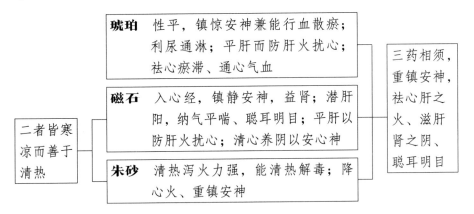

二者皆寒凉而善于清热

琥珀 性平，镇惊安神兼能行血散瘀；利尿通淋；平肝而防肝火扰心；祛心瘀滞、通心气血

磁石 入心经，镇静安神，益肾；潜肝阳，纳气平喘、聪耳明目；平肝以防肝火扰心；清心养阴以安心神

朱砂 清热泻火力强，能清热解毒；降心火、重镇安神

三药相须，重镇安神，祛心肝之火、滋肝肾之阴、聪耳明目

【主治病症】

（1）心火亢盛，以心神不宁、惊悸怔忡、烦躁易怒、失眠多梦、寐而不实、乱梦纷纭为辨证要点。

（2）温热病热入心包或痰热内闭，以高热烦躁、神昏谵语、惊厥抽搐、狂躁妄动、面红目赤、气粗声高、便秘尿赤，甚者癫狂发作为辨证要点。

（3）心火亢盛、热毒结聚，以疮痈肿毒、红肿热痛、口舌生疮、咽喉肿痛为辨证要点。

（4）肝肾阴虚、肝火上炎之耳鸣耳聋、目赤肿痛。

【临床体会】

（1）本组角药见于《中国中药成药处方集》之琥珀散，方中尚有人参、白芍、远志、石菖蒲、牛黄，用于安神镇静、补心清热。

（2）加减应用：①心神不宁、心悸失眠者，加石菖蒲、远志、茯神；②心血亏虚、惊悸怔忡者，加酸枣仁、人参、当归；③痰热惊风者，加竹沥、茯苓、胆南星；④心火亢盛者，加黄连、栀子、麦冬；⑤高热神昏者，加牛黄、麝香；⑥咽喉肿痛者，加冰片、硼砂外用。

（3）琥珀研末冲服，不入煎剂，忌火煅。

（4）朱砂只宜入丸、散服，不宜入煎剂。本品有毒，内服不可过量或持续服用，孕妇及肝功能不全者禁服。入药只宜生用，忌火煅。

（5）磁石为金石介类药物，易碍胃，不宜久服。

【常用剂量】

琥珀 1.5 ～ 3g，研末冲服；朱砂 0.1 ～ 0.5g，只宜入丸、散服；磁石 15 ～ 30g。

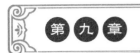 第九章 **理气角药**

紫苏、香附、陈皮

【配伍功效】

芳香辟秽、理气解表。

【单味功效】

◆ **紫苏**

味辛，性温。归肺、脾经。解表散寒、和胃止呕、理气安胎、解鱼蟹毒。

- 解表散寒——外感风寒轻证，咳嗽痰多、气滞胸闷、呕恶者尤宜；发汗之力不如麻黄、桂枝
- 行气和胃——脾胃气滞或伴痰凝，见胸闷呕吐、脘痞纳呆
- 理气安胎——脾胃气滞致胎动不安、呕恶食少
- 解鱼蟹毒——食鱼蟹致呕吐、腹泻、腹痛

◆ **香附**

味辛、微苦、微甘、性平。归肝、脾、三焦经。疏肝解郁、调经止痛、理气调中。

- 疏肝解郁——肝郁气滞胁痛、寒凝气滞、肝气犯胃致胃脘痛、寒疝腹痛；本品为疏肝解郁、行气止痛之要药
- 调经止痛——月经不调、痛经、乳房胀痛；本品为妇科调经之要药
- 理气调中——脾胃气滞腹痛；本品入脾经，有宽中、消食下气等作用

◆ **陈皮**

味辛、苦，性温。归脾、肺经。理气健脾、燥湿化痰。

- 理气健脾——脾胃气滞证、呕吐、呃逆；本品辛行温通，苦温而燥，寒湿阻中之气滞者尤宜，善疏理气机、条畅中焦，使升降有序
- 燥湿化痰——湿痰、寒痰咳嗽；本品为治痰之要药
- 行气通痹止痛——胸痹

【配伍分析】

香附	味辛能行，入肝、脾经，善止痛，疏肝解郁；宽中下气，消食积，为脾胃气滞证所常用
紫苏	味辛性温而善行，芳香透散，偏走气分；入肺、脾两经，疏表解肌、辟秽化浊；治四时感冒及时疫温病；利气开结，善治气滞气逆的多种病证
陈皮	辛行温通、芳香醒脾，主入脾经而行滞气；行气止痛、健脾和中，主治脾胃气滞诸证

三药合用，行脾胃气滞、消胀除满，兼解表散寒、芳香辟秽、行气活血、气血并调

【主治病症】

（1）外感风寒，兼有气滞，以恶寒发热、咳嗽痰多等，伴胸脘满闷、恶心呕逆、舌苔薄白、脉浮为辨证要点。

（2）中焦气机郁滞，以脘腹胀满疼痛、恶心呕吐、噎嗝、嗳气纳呆、情绪波动时容易诱发或加重、舌苔薄白或白腻、脉弦为辨证要点。

（3）肝郁气滞、痰气交阻之梅核气，以咽中异物、吞吐不利、忧郁急躁、舌苔白腻、脉弦细为辨证要点。

【临床体会】

（1）本组角药见于《太平惠民和剂局方》之香苏散，用于治疗外感风寒、内兼气滞湿郁。

（2）加减应用：①兼见肝气郁结之胁肋胀痛者，常配伍柴胡、川芎、枳壳；②兼见肝气寒凝之少腹疼痛者，常配伍小茴香、乌药、吴茱萸；③兼有寒湿者，常配伍苍术、厚朴、藿香；④兼有食积者，常配伍山楂、神曲、麦芽；⑤脾胃气滞明显者，常配伍木香、枳壳；⑥脾虚痰湿者，常配伍白术、茯苓。

（3）陈皮醋炙增强止痛力。

【常用剂量】

紫苏 5～10g；陈皮 6～9g；香附 6～9g。

橘核、荔枝核、山楂核

【配伍功效】

疏肝理气、散结止痛。

【单味功效】

◆ **橘核**

味苦，性平。归肝、肾经。理气、散结、止痛。

· 理气、散结、止痛——疝气疼痛、睾丸肿痛、乳痈乳癖

◆ **荔枝核**

味辛、微苦，性温。归肝、胃经。行气散结、散寒止痛。

· 行气散结——疝气痛、睾丸肿痛；本品有疏肝理气、行气散结、散寒止痛之功

· 散寒止痛——肝郁气滞致胃脘久痛、痛经、产后腹痛；本品疏肝和胃、理气止痛

◆ **山楂核**

味苦，性平。归胃、肝经。消食、散结、催生。

· 消食——肝气犯胃致胃脘痛、食积不化；本品入肝经血分，散瘀血、化结消胀，又能醒脾开胃、消油垢肉积

· 散结——肝经寒凝气滞致疝气、睾丸偏坠

· 催生——难产

【配伍分析】

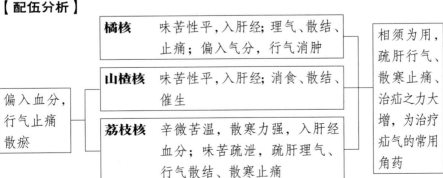

橘核	味苦性平，入肝经；理气、散结、止痛；偏入气分，行气消肿	
山楂核	味苦性平，入肝经；消食、散结、催生	偏入血分，行气止痛散瘀
荔枝核	辛微苦温，散寒力强，入肝经血分；味苦疏泄，疏肝理气、行气散结、散寒止痛	

相须为用，疏肝行气、散寒止痛、治疝之力大增，为治疗疝气的常用角药

【主治病症】

（1）疝气痛、睾丸肿痛、老年男女之阴部回缩抽痛，伴胁肋胀满、脉弦，多因愤怒忧郁而发者。

（2）腹部癥瘕包块，以部位固定不移、包块不坚，伴有胁腹胀痛、脉弦为辨证要点。

【临床体会】

（1）橘核、荔枝核相伍见于《北京市中药成方选集》之疝气内消丸，常伍以山楂核，可增消积化滞、行气散结之功。

（2）加减应用：①寒凝气滞之疝气痛者、睾丸肿痛，常配伍小茴香、青皮；②证属湿热者，常配伍龙胆草、川楝子、栀子、大黄；③肝气郁结之胃脘久痛者，常配伍木香、佛手；④兼有血瘀者，常配伍香附、川芎、益母草。

（3）脾胃虚寒者慎用。

【常用剂量】

橘核 5～9g；荔枝核 5～9g；山楂核 5～9g。

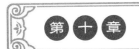

理血角药

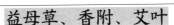

益母草、香附、艾叶

【配伍功效】

理气活血、温宫调经。

【单味功效】

◆ **益母草**

味苦、辛，性微寒。归心、肝、膀胱经。活血调经、利水消肿、清热解毒。

- ·活血调经——血滞经闭、痛经、经行不畅、产后恶露不尽、瘀滞腹痛
- ·利水消肿——水肿、小便不利
- ·清热解毒——跌打损伤、疮疡肿毒、瘾疹

◆ **香附**

味辛、微苦、微甘，性平。归肝、脾、三焦经。疏肝解郁、调经止痛、理气调中。

- ·疏肝解郁——肝郁气滞胁痛，寒凝气滞、肝气犯胃致胃脘痛，寒疝腹痛；本品为疏肝解郁、行气止痛之要药
- ·调经止痛——月经不调、痛经、乳房胀痛；本品为妇科调经之要药
- ·理气调中——脾胃气滞腹痛；本品入脾经，有宽中、消食下气等作用

◆ **艾叶**

味辛、苦，性温。有小毒。归肝、脾、肾经。温经止血、散寒调经、安胎。

- ·温经止血——下元虚冷、冲任不固致崩漏下血；为治虚寒性出血要药，止血宜炒炭用
- ·散寒止痛——下焦虚寒致腹冷痛、月经不调、痛经、宫冷不孕、胎漏下血、胎动不安
- ·收湿止痒——湿疹瘙痒
- ·安胎——虚寒性胎动不安

【配伍分析】

益母草	苦泄辛散,善入血分;活血祛瘀而通经,为妇人经产血瘀之要药;宜瘀血致闭经、痛经、月经不调	三药相伍,益母草行血中瘀滞,香附理气中有结,艾叶温散血中寒凝,温通并用、气血双调、理气活血、温宫调经
香附	辛香苦泄,为气中之血药;善疏肝理气而调经、止痛	
艾叶	辛温,入肝、脾、肾三经;能暖气血而温经脉,逐寒湿而止冷痛,为妇科暖宫之要药	

【主治病症】

冲任虚寒、瘀阻胞宫,以漏下不止、月经不调、痛经、闭经、经行不畅、经色紫暗、有血块、块下痛减、宫寒不孕、带下清稀、舌淡紫暗或舌边有瘀点、苔薄、脉弦细涩为辨证要点。

【临床体会】

(1)女子经带胎产以精血为本,以气为用,与冲任胞宫息息相关。冲任虚寒,则易寒凝血瘀气滞;肝失疏泄,冲任气滞血瘀使胞宫失养,又易致冲任虚寒,故两者常并见。冲任虚寒,疏泄封藏失职,又遇瘀血阻于胞宫,冲任不调,则胞宫溢蓄失常,出现月经不调、痛经、闭经、不孕等诸般病证。治当温经散寒、行气与活血并行。

(2)艾叶、香附相伍见于《仁斋直指附遗》之艾附暖宫丸,常伍以益母草以增活血调经之功。

(3)加减应用:①瘀血阻滞者,常配伍当归、丹参、川芎、赤芍,甚者加乳香、没药;②肝郁气滞者,常配伍柴胡、川楝子;③气血不足者,常配伍炙黄芪、白术、当归、赤芍、白芍;④下焦虚寒者,常配伍吴茱萸、肉桂。

(4)艾叶温经止血宜炒炭用,余生用。

(5)香附醋炙增强止痛力。

(6)阴虚血亏者慎用。

【常用剂量】

益母草 10～30g;香附 6～10g;艾叶 6～10g。

艾叶炭、生地黄炭、阿胶

【配伍功效】

补血止血、温经止痛。

【单味功效】

◆ 艾叶炭

味辛、苦,性温。有小毒。归肝、脾、肾经。温经止血、散寒调经、安胎。

· 温经止血——下元虚冷、冲任不固致崩漏下血;为治虚寒性出血要药,止血宜炒炭用

· 散寒止痛——下焦虚寒致腹冷痛、月经不调、痛经、宫冷不孕、胎漏下血、胎动不安

· 收湿止痒——湿疹瘙痒

· 安胎——虚寒性胎动不安

◆ 生地黄炭

味甘、苦,性寒。归心、肝、肾经。清热滋阴、凉血止血、生津止渴。

· 清热凉血——热入营分致壮热神昏、口干舌绛,热入血分致血热毒盛、斑疹紫黑,温病后期之低热不退

· 凉血止血——血热内盛、迫血妄行致吐血衄血、便血崩漏;炒炭可增凉血止血之效

◆ 阿胶

味甘,性平。归肺、肝、肾经。补血、滋阴、润肺、止血。

· 补血——血虚诸证,尤以出血致血虚者佳;本品甘平质润,为血肉有情之品,补血要药

· 止血——出血证;本品味甘质黏,为止血要药,出血兼阴虚、血虚证者尤宜

· 滋阴——热病伤阴致心烦失眠及阴虚风动、手足瘛疭

· 润肺——肺阴虚燥咳

【配伍分析】

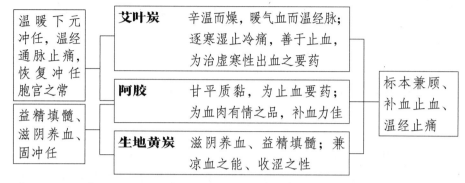

【主治病症】

冲任虚损、血虚偏寒证，以崩漏下血、量多淋漓不止，或流产、产后损伤冲任致下血不绝，或妊娠下血，伴血色淡红质清、腹中疼痛、腰酸乏力、面色无华、舌淡苔白、脉细弱为辨证要点。

【临床体会】

（1）本组角药源于《金匮要略》之胶艾汤，其中的艾叶、生地黄炭制，则增止血之效。

（2）加减应用：①血虚者，常配伍当归、白芍、川芎；②气虚者，常配伍炙甘草、人参、白术；③阴虚有热者，常配伍麦冬、黄芩；④气阴两虚者，常配伍太子参。

（3）阿胶入汤剂宜烊化冲服。

（4）脾胃虚弱者慎用。

【常用剂量】

艾叶炭 3～10g；生地黄炭 10～15g；阿胶 5～15g。

蒲黄、三七、五灵脂

【配伍功效】

化瘀止血、活血止痛。

【单味功效】

◈ 蒲黄

味甘，性平。归肝、心经。化瘀止血、活血止痛、利尿通淋。

· 化瘀止血——吐血、衄血、咯血、尿血、崩漏等各种出血，以属实夹瘀为宜

· 活血止痛——跌打损伤、痛经、产后疼痛、心腹疼痛等瘀血作痛者；尤为妇科所常用

· 利尿通淋——血淋尿血

◈ 三七

味甘、微苦，性温。归肝、胃经。化瘀止血、活血定痛。

· 化瘀止血——人体内外各种出血证，有无瘀滞均可，尤以有瘀滞者为宜；本品功善止血、化瘀生新，有止血不留瘀、化瘀不伤正的特点

· 活血定痛——跌打损伤、筋骨折伤、瘀血肿痛之首选药物。

· 补虚强壮——虚损劳伤

◈ 五灵脂

味苦、咸、甘，性温。归肝经。活血止痛、化瘀止血。

· 活血止痛——胸痹心痛、脘腹胁痛、骨折肿痛、痛经、闭经、产后腹痛属瘀血阻滞者

· 化瘀止血——瘀血内阻、血不归经之出血

【配伍分析】

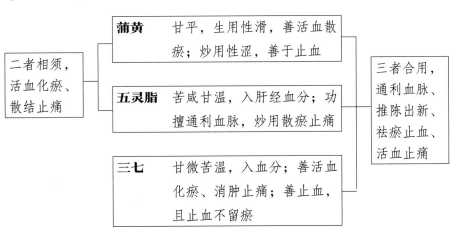

【主治病症】

瘀血停滞致心腹刺痛、少腹急痛、产后腹痛，以痛处拒按、固定不移、昼轻夜重，或产后恶露不行，或月经不调、痛经、闭经、癥瘕，舌质暗边有瘀斑，脉涩为辨证要点。

【临床体会】

（1）蒲黄、五灵脂二药组成失笑散，源于《太平惠民和剂局方》，用于治疗瘀血阻滞之证。加三七以增强推陈出新、化瘀止血之效。本组角药常用于心绞痛、胃痛、痛经、产后腹痛、宫外孕等证属于瘀血停滞者。

（2）加减应用：①瘀血甚者，常配伍赤芍、川芎、桃仁、红花、丹参；②疼痛较剧者，常配伍乳香、没药、延胡索；③兼见血虚者，合用四物汤；④兼气滞者，常配伍香附、川楝子，或合用金铃子散；⑤兼寒者，常配伍炮姜、艾叶、小茴香。

（3）五灵脂宜包煎，畏人参。

（4）蒲黄宜包煎，止血多炒用，化瘀、利尿多生用。

（5）孕妇禁用。脾胃虚弱者及月经期妇女慎用。

（6）本组角药调以米醋或用黄酒冲服，可活血脉、行药力、化瘀血，以加强活血止痛之功，且制五灵脂气味之腥臊。

【常用剂量】

蒲黄 3 ～ 10g；五灵脂 3 ～ 10g；三七 3 ～ 10g。

槐花、地榆、仙鹤草

【配伍功效】

清热凉血止血。

【单味功效】

◆ **槐花**

味苦，性微寒。归肝、大肠经。凉血止血、清肝泻火。

　　· 凉血止血——血热出血，尤以下部血热所致的痔血、便血为佳

　　· 清肝泻火——肝火上炎致头痛、目赤、眩晕

◆ 地榆

苦、酸、微寒。归肝、胃、大肠经。凉血止血、解毒敛疮。

　　· 凉血止血——血热出血、下焦血热致便血、痔血、血痢、崩漏者尤宜；止血多炒炭用

　　· 解毒敛疮——湿疹、疮疡痈肿、水火烫伤；为治烫伤要药

◆ 仙鹤草

苦、涩、平。归肺、肝、脾经。收敛止血、止痢、截疟、补虚。

　　· 收敛止血——广泛用于全身各部的出血之证，无论寒热虚实均可使用

　　· 止痢——腹泻、痢疾；本品能涩肠止泻止痢，补虚止血，对血痢及久病泻痢尤为适宜

　　· 解毒截疟——疟疾寒热

　　· 补虚强壮——劳力过度致脱力劳伤

　　· 解毒杀虫——疮疖痈肿、阴痒带下

【配伍分析】

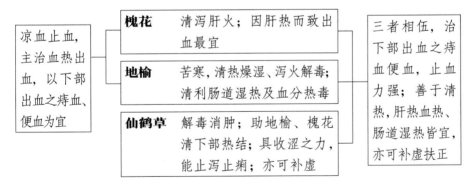

凉血止血，主治血热出血，以下部出血之痔血、便血为宜

槐花　清泻肝火；因肝热而致出血最宜

地榆　苦寒，清热燥湿、泻火解毒；清利肠道湿热及血分热毒

仙鹤草　解毒消肿；助地榆、槐花清下部热结；具收涩之力，能止泻止痢；亦可补虚

三者相伍，治下部出血之痔血便血，止血力强；善于清热，肝热血热、肠道湿热皆宜，亦可补虚扶正

【主治病症】

　　（1）湿热或热毒壅遏肠胃、热伤血络致便血、痔疮下血，以便血色鲜红量多，伴有肛门疼痛为辨证要点。

　　（2）热伤血络致崩漏下血，以月经过多、血色鲜红质黏稠，伴心烦口干、身热面赤、尿黄便结为辨证要点。

（3）湿热下利，以腹痛、下利赤白脓血、肛门灼热，伴发热、舌红苔黄腻、脉滑数为辨证要点。

【临床体会】

（1）槐花、地榆相伍见于《成方便读》之榆槐脏连丸，以治疗下部血热之便血、尿血等，常伍仙鹤草以增收敛止血，且其性平和，补虚而不敛邪。

（2）加减应用：①清热凉血，加生地黄、白芍、黄芩、牡丹皮、白茅根；②祛风止血，加荆芥、防风；③化瘀止血，加三七、蒲黄；④宽中理气，加枳壳、木香；⑤清利湿热，加大黄、黄芩、黄连。

（3）槐花止血多炒炭用，清热泻火宜生用。

（4）地榆止血多炒炭用，解毒敛疮多生用。

【常用剂量】

地榆 10 ～ 30g；槐花 10 ～ 15g；仙鹤草 10 ～ 60g。

大蓟、小蓟、白茅根

【配伍功效】

凉血止血、清热利尿。

【单味功效】

◆ **大蓟**

苦、甘、凉。归心、肝经。凉血止血、散瘀解毒消痈。

·凉血止血——血热出血致吐血、衄血、咯血、崩漏下血、尿血；外敷治外伤出血

·散瘀消痈——热毒痈肿；本品凉血解毒、散瘀消肿，无论内外痈肿都可运用

◆ **小蓟**

苦、甘、凉。归心、肝经。凉血止血、散瘀解毒消痈。

· 凉血止血——吐咯衄血、便血崩漏等因血热妄行致出血皆可选用；本品兼能利尿通淋，故尤善治尿血、血淋，可单味应用

· 散瘀解毒消痈——热毒疮痈初起肿痛之证

◆ **白茅根**

甘、寒。归肺、胃、膀胱经。凉血止血、清热利尿、清肺胃热。

· 凉血止血——血热出血致咯血、吐血、衄血、尿血；本品味甘性寒入血分，清血分之热

· 清热利尿——热淋、水肿、小便不利、湿热黄疸

· 清泻肺胃——肺热咳嗽、胃热呕吐、热病烦渴

【配伍分析】

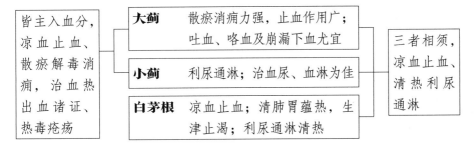

【主治病症】

火热亢盛、迫血妄行致各种出血，如吐血、衄血、咯血、血淋、尿血、崩漏，以出血血色鲜红，伴发热、口苦、舌红苔黄、脉滑数为辨证要点。

【临床体会】

（1）本组角药源于《十药神书》之十灰散，用于治疗火热亢盛、迫血妄行致各种出血。

（2）加减应用：①清血分之热而凉血止血，加侧柏叶炭、茜草炭；②利尿通淋止血，加生地黄炭、栀子炭。

【常用剂量】

大蓟 10 ～ 15g；小蓟 10 ～ 15g；白茅根 15 ～ 30g。

大蓟、小蓟、地榆

【配伍功效】

凉血止血、消肿利尿。

【单味功效】

◆ 大蓟

苦、甘、凉。归心、肝经。凉血止血、散瘀解毒消痈。

·凉血止血——血热出血致吐血、衄血、咯血、崩漏下血、尿血；外敷治外伤出血

·散瘀消痈——热毒痈肿；本品凉血解毒、散瘀消肿，无论内外痈肿都可运用

◆ 小蓟

苦、甘、凉。归心、肝经。凉血止血、散瘀解毒消痈。

·凉血止血——吐咯衄血、便血崩漏等因血热妄行致出血者皆可选用；本品兼能利尿通淋，故尤善治尿血、血淋，可单味应用

·散瘀解毒消痈——热毒疮疡初起肿痛之证

◆ 地榆

苦、酸、微寒。归肝、胃、大肠经，凉血止血、解毒敛疮。

·凉血止血——血热出血、下焦血热致便血、痔血、血痢、崩漏者尤宜；止血多炒炭用

·解毒敛疮——湿疹、疮疡痈肿、水火烫伤；为治烫伤要药

【配伍分析】

皆主入血分，凉血止血、散瘀解毒消痈，治血热出血诸证、热毒疮疡	**大蓟** 散瘀消痈力强，止血作用广；吐血、咯血及崩漏下血尤宜	三者相须，凉血止血、解毒消痈、清热利尿通淋
	小蓟 利尿通淋；治血尿、血淋为佳	
	地榆 性寒而降，功能凉血止血；善治下焦血热出血诸证；甘寒清热，凉血解毒消痈；具苦涩之味，能收敛止血，泻火解毒敛疮	

【主治病症】

（1）火热亢盛、迫血妄行致各种出血，如咯血、吐衄、便血、崩中下血，以血色鲜红，伴身热夜甚、烦躁不安、失眠多梦、舌红苔黄、脉数为辨证要点。

（2）热结膀胱、迫血妄行之尿血、血淋，以小便频数短涩、灼热刺痛、尿色深红或夹血块，伴恶寒发热、口苦、舌尖红苔黄、脉滑数为辨证要点。

（3）血热毒聚之痈疽疮疡，以局部结肿、赤焮疼痛，伴发热恶寒、口渴饮冷、小便黄赤、大便秘结、舌红苔黄、脉浮数为辨证要点。

【临床体会】

（1）大蓟、小蓟相伍见于《十药神书》之十灰散，常伍以地榆，因其性下降，可引药下行，且有收敛止血之效，故可用于治疗多种出血。

（2）加减应用：①便血者，常配伍生地黄、白芍、黄芩、槐花；②痔疮出血者，常配伍槐角、防风、黄芩、枳壳；③崩漏下血者，常配伍生地黄、黄芩、牡丹皮；④尿血、血淋者，可配伍滑石、栀子、淡竹叶。

（3）虚寒性便血、下利、崩漏及出血有瘀者慎用。

【常用剂量】

大蓟 10 ～ 15g；小蓟 10 ～ 15g；地榆 10 ～ 30g。

生地黄、白茅根、仙鹤草

【配伍功效】

凉血止血、清热利尿。

【单味功效】

◆ 生地黄

味甘、苦，性寒。归心、肝、肾经。清热滋阴、凉血止血、生津止渴。

· 清热凉血——热入营分致壮热神昏、口干舌绛，热入血分之血热毒盛、斑疹紫黑，温病后期之低热不退

· 凉血止血——血热内盛、迫血妄行致吐血衄血、便血崩漏；炒炭可增凉血止血之效

· 养阴生津——阴虚内热、骨蒸劳热、内热消渴、津伤口渴、肠燥便秘

◆ 白茅根

甘、寒。归肺、胃、膀胱经。凉血止血、清热利尿、清肺胃热。

· 凉血止血——血热出血致咯血、吐血、衄血、尿血；本品味甘性寒入血分，清血分之热

· 清热利尿——热淋、水肿、小便不利、湿热黄疸

· 清泻肺胃——肺热咳嗽、胃热呕吐、热病烦渴

◆ 仙鹤草

苦、涩、平。归肺、肝、脾经。收敛止血、止痢、截疟、补虚。

· 收敛止血——广泛用于全身各部的出血之证，无论寒热虚实均可使用

· 止痢——腹泻、痢疾；本品能涩肠止泻止痢、补虚止血，对血痢及久病泻痢尤为适宜

· 解毒截疟——疟疾寒热

· 补虚强壮——劳力过度致脱力劳伤

· 解毒杀虫——疮疖痈肿、阴痒带下

【配伍分析】

生地黄	甘寒质润，苦寒清热；入营血分，善清营凉血止血	生地黄清营凉血、白茅根凉血止血、仙鹤草收敛止血，三者标本兼治，清热凉血止血
仙鹤草	味涩收敛，善收敛止血	
白茅根	味甘性寒，主入血分；善凉血止血、利尿通淋	

【主治病症】

（1）火热亢盛、迫血妄行致各种出血，如咯血、吐衄、便血、崩中下血，以血色鲜红，伴身热夜甚、烦躁不安、失眠多梦、舌红苔黄、脉数为辨证要点。

（2）热结膀胱、迫血妄行之尿血、血淋，以小便频数短涩、灼热刺痛、尿色深红或夹血块，伴恶寒发热、口苦、舌尖红苔黄、脉滑数为辨证要点。

（3）热盛迫血妄行、血海不宁，以月经过多、崩漏下血、淋漓不尽、经色鲜红或深红、质地黏稠、有血块，伴心烦口干、身热面赤、尿黄便结、舌红苔黄、脉数为辨证要点。

【临床体会】

（1）生地黄、白茅根相伍见于《外台秘要》之茅根饮子，用于治疗血尿、血淋，常伍仙鹤草以增收敛止血之效，且其性平和，补虚而不敛邪。

（2）加减应用：①便血者，常配伍地榆、白芍、槐花；②痔疮出血者，常配伍槐角、防风、侧柏叶、枳壳；③崩漏下血者，常配伍白芍、牡丹皮、荆芥；④尿血、血淋者，可配伍滑石、栀子、大蓟、小蓟。

（3）虚寒性便血、下利、崩漏者慎用。

【常用剂量】

生地黄 15 ～ 30g；白茅根 15 ～ 30g；仙鹤草 15 ～ 30g。

灶心土、白及、白术

【配伍功效】

健脾温中、收敛止血。

【单味功效】

◆ 灶心土

味辛，性温。归脾、胃经。温中止血、止呕、止泻。

· 味辛，性温，入血分，性收涩——脾气虚寒、不能统血致吐血、衄血、便血

· 味辛性温，和胃降逆——虚寒性呕吐、妊娠恶阻

· 入肠而涩肠止泻、温脾和中——脾虚泻痢、久泻

◆ **白及**

味苦、甘、涩，性寒。归肺、胃、肝经。收敛止血、消肿生肌。

> ·收敛止血——体内外诸出血证，肺胃出血尤宜；研末外敷治疗外伤或金创出血
> ·消肿生肌——痈肿疮疡、手足皲裂、水火烫伤；本品为外疡消肿生肌的常用药

◆ **白术**

味甘、苦，性温。归脾、胃经。健脾益气、燥湿利水、止汗、安胎。

> ·健脾益气、燥湿利水——脾虚水湿内生致食少、便溏或泄泻、痰饮、水肿、带下诸证；为"脾脏补气健脾第一要药"
> ·止汗——脾气虚弱、卫气不固、表虚自汗
> ·安胎——脾虚气弱致胎动不安，脾虚湿浊中阻致妊娠恶阻，脾虚妊娠水肿

【配伍分析】

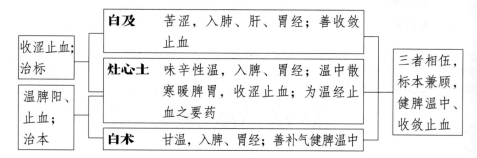

【主治病症】

（1）脾虚不能统血致吐血、衄血、便血，以血色暗淡、面色萎黄、四肢不温、舌淡、脉细为辨证要点。

（2）脾虚气陷、冲任不固致崩漏下血，以经血不止、量多色淡、白带清稀，伴面色㿠白、气短乏力、小腹绵绵作痛、舌淡苔薄白、脉细弱为辨证要点。

【临床体会】

（1）脾主统血，脾气虚、脾阳不振皆可导致出血，本组角药即为脾不统血而设。

（2）灶心土、白术配伍见于《金匮要略》之黄土汤，用于治疗脾阳虚所致的各种出血，加白及以收敛，增止血之功效。

（3）加减应用：①便血者，可配伍附子、生地黄、阿胶、黄芩；②吐血者，可配伍茜草、生地黄、牡丹皮、牛膝；③咯血者，可配伍枇杷叶、阿胶；④崩漏者，可配伍阿胶、黄芩、艾叶。

（4）白及不宜与乌头类药材同用。

（5）灶心土入煎剂宜布包，先煎。

【常用剂量】

白及 3 ～ 10g；白术 9 ～ 15g；灶心土 25 ～ 150g。

三棱、莪术、延胡索

【配伍功效】

破血行气、消积止痛。

【单味功效】

◆ **三棱**

味辛、苦，性平。归肝、脾经。破血祛瘀、行气止痛。

· 破血祛瘀——血瘀气滞之闭经、癥瘕；本品苦平降泄，入血分能破血祛瘀

· 行气止痛——产后瘀滞腹痛、胸腹胀满、食积不消；能入气分，辛散气滞，消积止痛

◆ **莪术**

味辛、苦，性温。归肝、脾经。破血祛瘀、行气止痛。

· 破血行气——气滞血瘀、食积致癥瘕积聚，气滞、血瘀、食停、寒凝致诸般痛证

· 消积止痛——食积脘腹胀痛

· 破血祛瘀、消肿止痛——跌打损伤、瘀肿疼痛

◆ **延胡索**

味辛、苦、性温。归肝、脾经。活血、行气、止痛。

·活血、行气、止痛——气血瘀滞痛证

- 心血瘀阻致胸痹心痛、气滞致胁痛胃痛、寒疝腹痛等内科病证；
- 气滞血瘀致痛经、月经不调、产后瘀滞腹痛等妇科病证；
- 跌打损伤、瘀肿疼痛等外科病证

本品能行血中气滞、气中血瘀，专治一身上下诸痛。

【配伍分析】

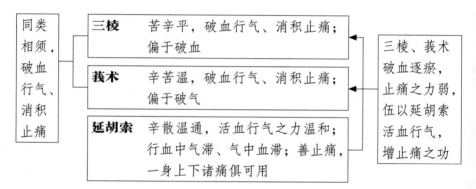

同类相须，破血行气、消积止痛

三棱	苦辛平，破血行气、消积止痛；偏于破血
莪术	辛苦温，破血行气、消积止痛；偏于破气
延胡索	辛散温通，活血行气之力温和；行血中气滞、气中血滞；善止痛，一身上下诸痛俱可用

三棱、莪术破血逐瘀，止痛之力弱，伍以延胡索活血行气，增止痛之功

【主治病症】

（1）瘀阻日久致癥瘕痞块、腹中包块、胁下痞块、疟母。

（2）瘀血留滞冲任胞宫，以闭经、痛经、小腹疼痛、月经不畅、色暗、有血块、舌质暗边有瘀点瘀斑、脉涩为辨证要点。

（3）胸痹心痛，以突发胸痛、疼痛剧烈、痛有定处、胸闷短气、舌质暗边有瘀点瘀斑、脉涩为辨证要点。

（4）跌打损伤，以局部肿胀、瘀阻疼痛为辨证要点。

【临床体会】

（1）本组角药源于《胎产指南》之健脾消积丸，治疗脾气亏虚、痰火与瘀血互结，其中便以三棱、莪术、延胡索化瘀散结。

（2）加减应用：①经闭腹痛、痛经者，可配伍当归、香附、红花、牡丹皮；②胁下痞块者，可配伍丹参、鳖甲、柴胡；③胸痹心痛者，可配伍丹参、川芎、枳壳、薤白、桂枝；④气虚血瘀者，可配伍黄芪、党参、白术、桂枝；⑤痰瘀互结者，可加用半夏、陈皮、郁金。

（3）三棱、莪术醋制后可加强祛瘀止痛作用。

（4）孕妇及月经过多者忌用。

【常用剂量】

三棱 5～15g；莪术 5～15g；延胡索 3～10g。

地榆炭、血余炭、棕榈炭

【配伍功效】

凉血止血、收敛固涩。

【单味功效】

◆ 地榆炭

苦、酸、微寒。归肝、胃、大肠经。凉血止血、解毒敛疮。

· 凉血止血——血热出血、下焦血热致便血、痔血、血痢、崩漏者尤宜，止血多炒炭用

◆ 血余炭

味苦、性平。归肝、胃经。收敛止血、化瘀利尿。

· 收敛止血化瘀——咯血、衄血、吐血、血淋、尿血等出血病证。本品可止血而不留瘀

· 化瘀利尿——小便不利

◆ 棕榈炭

味苦、涩，性平。归肝、肺、大肠经。收敛止血。

· 收敛止血——各种出血证；本品为收敛止血之要药，治出血而无瘀滞者为宜

· 止泻止带——久泻久痢、妇人带下

【配伍分析】

| 地榆炭 | 性寒味苦而酸；凉血泄热、收敛止血；炒炭增强止血之效 |

| 血余炭 | 味苦性平，入肝、胃经；收敛止血化瘀，使止血而不留瘀 |

| 棕榈炭 | 药性平和，味苦而涩；为收敛止血之要药；广泛用于各种出血证 |

地榆炭凉血收敛止血，血余炭收敛止血化瘀，棕榈炭收敛止血，作用广泛；三者相须，扩大止血范畴，避免留瘀之弊

【主治病症】

　　血热妄行致出血，以出血血色鲜红，伴发热、烦躁、口苦咽干、舌红苔黄、脉滑数为辨证要点。

【临床体会】

　　（1）地榆炭、血余炭相伍见于《类证治裁》之三灰散，常伍以棕榈炭以加强收敛止血之效。

　　（2）加减应用：①吐血、咯血者，可配伍小蓟、栀子、三七；②崩漏下血者，可配伍牡丹皮、艾叶、阿胶、侧柏叶；③血淋者，可配伍蒲黄、生地黄、茯苓；④便血者，可配伍槐花、大蓟、小蓟。

　　（3）虚寒性出血、出血兼有瘀滞，湿热血痢者忌用。

【常用剂量】

　　地榆炭 10～15g；血余炭 6～10g；棕榈炭 3～10g。

艾叶、枇杷叶、侧柏叶

【配伍功效】

　　温经止血、止咳化痰。

【单味功效】

◆ 艾叶

味辛、苦，性温。有小毒。归肝、脾、肾经。温经止血、散寒调经、安胎。

- ·温经止血——下元虚冷、冲任不固致崩漏下血；本品为治虚寒性出血要药，止血宜炒炭用
- ·散寒止痛——下焦虚寒之腹冷痛、月经不调、痛经、宫冷不孕、胎漏下血、胎动不安
- ·收湿止痒——湿疹瘙痒
- ·安胎——虚寒性胎动不安

◆ 枇杷叶

味苦，性微寒。归肺、胃经。清肺化痰止咳、降逆止呕。

- ·清肺化痰止咳——肺热咳嗽、气逆喘急；本品味苦能降，性寒能清，可清降肺气
- ·降逆止呕——胃热呕吐、哕逆；本品清胃热、降胃气而止呕吐、呃逆

◆ 侧柏叶

味苦、涩，性寒。归肺、肝、脾经。凉血止血、化痰止咳、生发乌发。

- ·凉血止血——血热妄行致吐血、衄血、尿血、血淋、肠风、痔血、血痢、崩漏下血
- ·化痰止咳——肺热咳喘、痰稠难咳
- ·生发乌发——血热脱发、须发早白

【配伍分析】

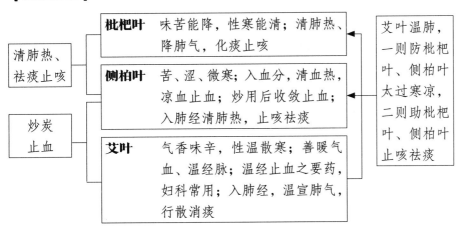

【主治病症】

（1）肺热咳喘，以咳痰黄稠、气逆喘急、口苦咽干、舌红苔黄、脉滑数为辨证要点。

（2）肺热壅盛、热伤血络，以咯血、色鲜红、痰中带血，伴咳吐黄痰、胸满气急、口渴心烦、舌红苔黄、脉滑数为辨证要点。

（3）血热妄行之吐血，以吐出鲜血或血色紫暗、脘腹胀闷作痛、口臭便秘、舌红苔黄腻、脉滑数为辨证要点。

【临床体会】

（1）此组角药，常用于支气管扩张等咯血或咳嗽痰中带血。

（2）艾叶、侧柏叶相伍见于《金匮要略》之柏叶汤，伍枇杷叶以清肺宣肺、化痰止咳，尤宜于肺热所致的咯血。

（3）加减应用：①血热妄行致咯血者，常与荷叶炭、生地黄炭、白茅根伍用；②肺热咳喘、痰稠难咳者，可配伍浙贝母、制半夏、黄芩；③血热妄行致吐血者，可配伍白及、灶心土、地榆。

（4）侧柏叶止血多炒炭用，化痰止咳宜生用。

（5）艾叶温经止血宜炒炭用，余生用。

（6）枇杷叶止咳宜炙用，止呕宜生用。

【常用剂量】

侧柏叶 10 ～ 15g；艾叶 3 ～ 10g；枇杷叶 5 ～ 10g。

黄芩、侧柏叶、茜草

【配伍功效】

凉血止血、清热化痰。

【单味功效】

◆ **黄芩**

味苦，性寒。归肺、胆、脾、胃、大肠、小肠经。清热燥湿、泻火解毒、

止血、安胎。

> ・清热燥湿——湿温、暑湿、胸闷呕恶、湿热痞满、黄疸泻痢
>
> ・泻火解毒——肺热咳嗽痰稠，热毒炽盛致神昏谵语，热毒疮肿、咽喉肿痛；本品善清肺火及上焦实热
>
> ・止血——血热出血
>
> ・安胎——胎热不安

◆ 侧柏叶

味苦、涩，性寒。归肺、肝、脾经。凉血止血、化痰止咳、生发乌发。

> ・凉血止血——血热妄行致吐血、衄血、尿血、血淋、肠风、痔血、血痢、崩漏下血
>
> ・化痰止咳——肺热咳喘、痰稠难咳
>
> ・生发乌发——血热脱发、须发早白

◆ 茜草

味苦，性寒。归肝经。凉血化瘀止血、通经。

> ・凉血化瘀止血——血热妄行或血瘀脉络之出血证，对于血热夹瘀的各种出血证尤宜
>
> ・通经——闭经、跌打损伤、风湿痹痛等血瘀经络闭阻之证；为妇科调经要药

【配伍分析】

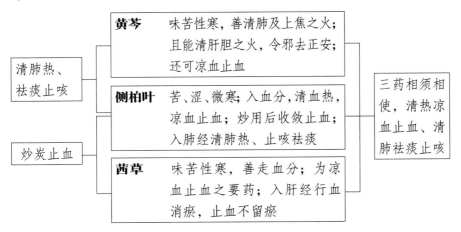

【主治病症】

（1）肺热或肝火犯肺致咯血，以咳嗽痰稠带血、咳吐不爽、心烦易怒、胸胁作痛、咽干口苦、颊赤便秘、舌红苔黄、脉弦数为辨证要点。

（2）湿热下注大肠致血痢，以腹痛、里急后重、下利赤白脓血、日数次至数十次不等、肛门灼热，伴发热、舌红苔黄腻、脉滑数为辨证要点。

（3）血热妄行、血海不宁致月经过多、崩漏下血，以经血淋漓不尽、经色鲜红或深红、有血块，伴心烦口干、身热面赤、尿黄便结、舌红苔黄、脉数为辨证要点。

【临床体会】

（1）侧柏叶、茜草相伍见于《十药神书》之十灰散，常伍黄芩以增清热泻火、凉血止血之功。

（2）加减应用：①血热妄行致咯血者，常与荷叶炭、生地黄炭、小蓟、白茅根；②肺热咳喘、痰稠难咳者，可配伍浙贝母、栀子、制半夏；③血热崩漏者，配伍生地黄、蒲黄、三七等；④湿热下利者，配伍仙鹤草、地榆、黄柏。

（3）茜草止血炒炭用，活血通经生用或酒炒用。

（4）侧柏叶止血多炒炭用，化痰止咳宜生用。

【常用剂量】

黄芩 6～10g；侧柏叶 10～15g；茜草 10～15g。

桃仁、红花、三七

【配伍功效】

活血化瘀、通络止痛。

【单味功效】

◆ 桃仁

味苦、甘，性平。有小毒。归心、肝、大肠经。破瘀行血、润燥滑肠。

- 活血祛瘀
  - 瘀血蓄积之癥瘕痞块、肺痈初起兼有瘀热等内科疾病；
  - 肠痈初起兼有瘀热等外科疾病；
  - 瘀血经闭、痛经、产后瘀滞腹痛等妇科疾病；
  - 跌打损伤、瘀肿疼痛等伤科疾病
- 润汤通便——肠燥便秘
- 止咳平喘——咳嗽气喘

◆ **红花**

味辛，性温。归心、肝经。活血通经、祛瘀止痛

- 活血通经、祛瘀止痛
  - 血滞经闭、痛经、产后瘀滞腹痛等妇科疾病；
  - 癥瘕积聚、胸痹心痛、血瘀腹痛、胁肋刺痛等内科疾病；
  - 跌打损伤、瘀滞肿痛等伤科疾病
- 活血通脉、化滞消斑——瘀热郁滞之斑疹色暗

◆ **三七**

味甘、微苦，性温。归肝、胃经。化瘀止血、活血定痛。

- 化瘀止血——人体内外各种出血证，有无瘀滞均可，尤以有瘀滞者为宜；本品功善止血、化瘀生新，有止血不留瘀、化瘀不伤正的特点
- 活血定痛——跌打损伤、筋骨折伤、瘀血肿痛之首选药物。
- 补虚强壮——虚损劳伤

【配伍分析】

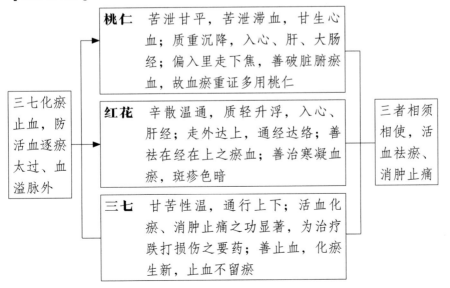

三七化瘀止血，防活血逐瘀太过、血溢脉外	**桃仁** 苦泄甘平，苦泄滞血，甘生心血；质重沉降，入心、肝、大肠经；偏入里走下焦，善破脏腑瘀血，故血瘀重证多用桃仁
	红花 辛散温通，质轻升浮，入心、肝经；走外达上，通经达络；善祛在经在上之瘀血；善治寒凝血瘀，斑疹色暗
	三七 甘苦性温，通行上下；活血化瘀、消肿止痛之功显著，为治疗跌打损伤之要药；善止血，化瘀生新，止血不留瘀

三者相须相使，活血祛瘀、消肿止痛

【主治病症】

（1）一切瘀血之证：①妇科痛经、闭经、产后腹痛，属血瘀胞宫者；②外科疮疡、痈肿，属瘀热互结者；③心脉瘀阻致胸痹心痛者；④腹部或胁肋刺痛，属瘀血阻滞者；⑤瘀血蓄积之癥瘕痞块者。

（2）跌打损伤等各种原因引起的瘀血肿痛、痈肿疮疡。

【临床体会】

（1）桃仁、红花相伍见于《陈素庵妇科补解》之桃仁红花煎，常伍三七以化瘀不伤正、活血不出血、补虚不敛邪。

（2）加减应用：①瘀血经闭、痛经者，常配伍当归、川芎、赤芍；②产后腹痛者，偏寒配伍炮姜、川芎，偏热配伍荷叶、牡丹皮；③瘀滞较重者，可配伍大黄、芒硝、桂枝；④瘀血蓄积之癥瘕痞块者，常配伍三棱、莪术、香附；⑤跌打损伤、瘀肿疼痛者，常配伍木香、苏木、乳香、没药。⑥胸痹心痛者，常配桂枝、瓜蒌、丹参；⑦胁肋刺痛者，可配伍柴胡、大黄、川楝子、延胡索。

（3）桃仁入煎剂宜捣碎用，孕妇忌用，便溏者慎用。本品有毒，不可过量。

（4）红花，孕妇忌用，有出血倾向者慎用。

【常用剂量】

桃仁 5～10g；红花 3～10g；三七研末冲服，3～9g。

乳香、没药、延胡索

【配伍功效】

活血止痛、行气消肿。

【单味功效】

◆ 乳香

味辛、苦，性温。归心、肝、脾经。活血行气止痛、消肿生肌。

- 活血消痈、散瘀止痛、祛腐生肌——跌打损伤、疮疡痈肿、瘰疬、痰核
- 活血行气止痛——气滞血瘀致痛证

◆ 没药

味辛、苦，性平。归心、肝、脾经。活血止痛、消肿生肌。

- 活血止痛、消肿生肌——跌打损伤、瘀滞疼痛、痈疽肿痛、疮疡溃后久不收口等一切瘀滞痛证

◆ 延胡索

味辛、苦，性温。归肝、脾经。活血、行气、止痛。

- 活血、行气、止痛——气血瘀滞痛证，如心血瘀阻致胸痹心痛，气滞致胁痛胃痛，寒疝腹痛等内科病证；气滞血瘀致痛经、月经不调、产后瘀滞腹痛等妇科病证；跌打损伤、瘀肿疼痛等外科病证；本品能行血中气滞，气中血瘀，专治一身上下诸痛

【配伍分析】

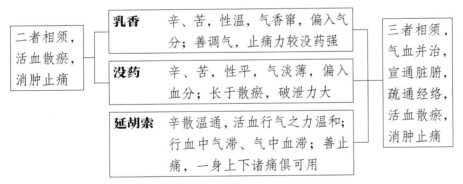

二者相须，活血散瘀，消肿止痛

乳香 辛、苦，性温，气香窜，偏入气分；善调气，止痛力较没药强

没药 辛、苦，性平，气淡薄，偏入血分；长于散瘀，破泄力大

延胡索 辛散温通，活血行气之力温和；行血中气滞、气中血滞；善止痛，一身上下诸痛俱可用

三者相须，气血并治，宣通脏腑，疏通经络，活血散瘀，消肿止痛

【主治病症】

（1）气血瘀阻致胸痹心痛、胃脘胸腹疼痛、腰痛、胁肋刺痛。

（2）瘀血留滞冲任胞宫致痛经、闭经、产后腹痛、癥瘕。

（3）伤科跌仆损伤、瘀滞肿痛。

（4）外科热毒壅聚，气血凝滞致痈肿疮疡、局部肿胀疼痛。

（5）风寒湿痹痛、周身麻木、关节冷痛重着、屈伸不利。

【临床体会】

（1）此组角药见于《医学心悟》之手拈散，方中尚有五灵脂、香附，用于治疗瘀血凝滞所致的心腹腰胁疼痛。

（2）加减应用：①胸痹心痛者，可配伍丹参、川芎；②胃脘疼痛者，可配伍香附、蒲黄、五灵脂；③痛经、闭经、产后瘀阻腹痛者，常配伍当归、丹参、香附；④跌打损伤者，常配伍血竭、红花；⑤疮疡初起、红肿热痛者，常配伍金银花、白芷；⑥风寒湿痹之肢体麻木疼痛者，常配伍羌活、防风、秦艽、当归。

（3）乳香宜炒去油用。乳香、没药，胃弱者慎用，孕妇及无瘀滞者忌用。

【常用剂量】

乳香 3~10g；没药 3~10g；延胡索 3 ～ 10g。

姜黄、桑枝、三七

【配伍功效】

行气活血、通络止痛。

【单味功效】

◆ **姜黄**

味辛、苦，性温。归肝、脾经。活血行气、通经止痛。

·活血行气、通经止痛——气滞血瘀致心、胸、胁、腹诸痛；痛经、闭经、产后腹痛；跌打损伤、瘀肿疼痛

·外散风寒湿邪、内行气血、通经止痛——风湿痹痛，尤善行肢臂而除痹痛

◆ **桑枝**

味微苦，性平。归肝经。祛风湿、利关节。

・祛风湿、利关节——风湿痹证，新久寒热皆宜；本品善达四肢经络，通利关节

・祛风利水——水肿、白癜风、皮疹瘙痒

・生津液——消渴

◆ 三七

味甘、微苦，性温。归肝、胃经。化瘀止血、活血定痛。

・化瘀止血——各种出血证，有无瘀滞均可，尤以有瘀滞者为宜；本品功善止血、化瘀生新，有止血不留瘀、化瘀不伤正的特点

・活血定痛——跌打损伤、筋骨折伤、瘀血肿痛之首选药物

・补虚强壮——虚损劳伤

【配伍分析】

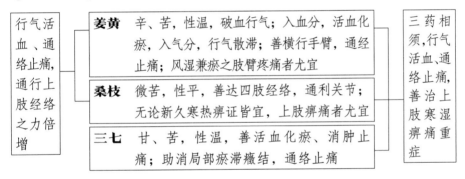

行气活血、通络止痛，通行上肢经络之力倍增	姜黄	辛、苦，性温，破血行气；入血分，活血化瘀，入气分，行气散滞；善横行手臂，通经止痛；风湿兼瘀之肢臂疼痛者尤宜	三药相须，行气活血、通络止痛，善治上肢寒湿痹痛重症
	桑枝	微苦，性平，善达四肢经络，通利关节；无论新久寒热痹证皆宜，上肢痹痛者尤宜	
	三七	甘、苦，性温，善活血化瘀、消肿止痛；助消局部瘀滞癥结，通络止痛	

【主治病症】

（1）风湿兼瘀致上肢痹痛、筋脉拘挛、关节不利或肢体麻木，无论新久、寒热。

（2）跌打损伤所致的上肢肿痛。

【临床体会】

（1）姜黄、桑枝为治疗上肢疼痛的常用药对，可活血利痹、清热舒筋，再伍以三七，增活血止痛之功，且三七化瘀不伤正、活血不出血、补虚不敛邪。

（2）加减应用：①偏寒者，常配伍桂枝、威灵仙；②偏热者，常配伍络石藤、忍冬藤等；③偏气血虚者，配黄芪、鸡血藤、当归。

（3）姜黄，血虚、无气滞血瘀者慎用，孕妇忌用。

【常用剂量】

姜黄 3 ～ 10g；桑枝 9 ～ 15g；三七 3 ～ 9g，研末冲服。

三棱、莪术、三七

【配伍功效】

破血行气、消癥止痛。

【单味功效】

◆ 三棱

味辛、苦，性平。归肝、脾经。破血祛瘀、行气止痛。

· 破血祛瘀——血瘀气滞致闭经、癥瘕；本品苦平降泄，入血分能破血祛瘀

· 行气止痛——产后瘀滞腹痛、胸腹胀满，食积不消；本品能入气分，辛散气滞、消积止痛

◆ 莪术

味辛、苦，性温。归肝、脾经。破血祛瘀、行气止痛。

· 破血行气——气滞血瘀、食积致癥瘕积聚；气滞、血瘀、食停、寒凝致诸般痛证

· 消积止痛——食积脘腹胀痛

· 破血祛瘀、消肿止痛——跌打损伤、瘀肿疼痛

◆ 三七

味甘、微苦，性温。归肝、胃经。化瘀止血、活血定痛。

· 化瘀止血——各种出血证，有无瘀滞均可，尤以有瘀滞者为宜；本品功善止血、化瘀生新，有止血不留瘀、化瘀不伤正的特点

· 活血定痛——跌打损伤、筋骨折伤、瘀血肿痛之首选药物

· 补虚强壮——虚损劳伤

【配伍分析】

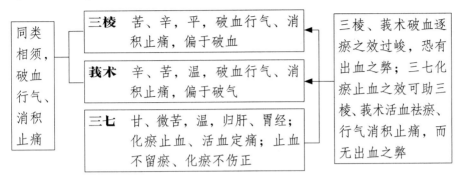

同类相须，破血行气、消积止痛	三棱	苦、辛，平，破血行气、消积止痛，偏于破血
	莪术	辛、苦，温，破血行气、消积止痛，偏于破气
	三七	甘、微苦，温，归肝、胃经；化瘀止血、活血定痛；止血不留瘀、化瘀不伤正

三棱、莪术破血逐瘀之效过峻，恐有出血之弊；三七化瘀止血之效可助三棱、莪术活血祛瘀、行气消积止痛，而无出血之弊

【主治病症】

（1）瘀阻日久致癥瘕痞块、腹中包块、胁下痞块，疟母。

（2）瘀血留滞胞宫致闭经、痛经，以小腹疼痛、月经色暗、排出不畅、有血块、舌质暗边有瘀点瘀斑、脉涩为辨证要点。

（3）胸痹心痛，以突发胸痛、疼痛剧烈、痛有定处，伴胸闷短气、舌质黯边有瘀点瘀斑、脉涩为辨证要点。

（4）跌打损伤，以局部肿胀、瘀阻疼痛为辨证要点。

【临床体会】

（1）三棱、莪术相伍见于《寿世保元》之莪术散，具祛瘀血之功，常伍以三七，增祛瘀止血之功，且化瘀不伤正、活血不出血、补虚不敛邪。

（2）加减应用：①经闭腹痛、痛经者，可配伍当归、香附、红花、牡丹皮、延胡索；②胁下痞块者，可配伍丹参、鳖甲、柴胡；③胸痹心痛者，可配伍丹参、川芎、枳壳、薤白、桂枝；④气虚血瘀者，可配伍黄芪、党参、桂枝。

（3）三棱、莪术醋制后可增强祛瘀止痛的作用。

（4）孕妇及月经过多者忌用。

【常用剂量】

三棱 5～15g；莪术 5～15g；三七 3～9g，研末冲服。

益母草、贯众、川芎

【配伍功效】

活血通经、凉血止血。

【单味功效】

◆ 益母草

味苦、辛，性微寒。归心、肝、膀胱经。活血调经、利水消肿、清热解毒。

- ·活血调经——血滞经闭、痛经、经行不畅、产后恶露不尽、瘀滞腹痛
- ·利水消肿——水肿、小便不利
- ·清热解毒——跌打损伤、疮疡肿毒、瘾疹

◆ 贯众

味苦，性微寒。有小毒。归肝、脾经。清热解毒、凉血止血、杀虫。

- ·清热解毒——风热感冒、温毒发斑、发疹、痄腮；本品清气分之实热，解血分之热毒
- ·清热凉血止血——血热致衄血、吐血、便血、崩漏，尤善治崩漏下血
- ·杀虫——驱杀绦虫、钩虫、蛲虫、蛔虫等多种肠道寄生虫，多与其他杀虫药配伍

◆ 川芎

味辛，性温。归肝、胆、心包经。活血行气、祛风止痛。

- ·活血行气——肝郁气滞致胁肋疼痛；
  肝血瘀阻致积聚痞块；—内科病证
  心脉瘀阻致胸痹心痛；
  闭经、痛经、腹痛；
  月经不调、月经先期、月经后期；—下调经水、中开郁结、为妇科要药
  产后恶露不行、癥瘕积聚；
  疮疡脓成、体虚不溃等外科病证；
  跌仆损伤、瘀肿疼痛等伤科病证
  —善治寒凝血滞诸痛，为血中气药
- ·祛风止痛，能上行头目——风寒、风热、风湿、血虚、血瘀头痛，风湿痹证；本品辛散温通，能旁通络脉、祛风止痛，为治头痛要药

【配伍分析】

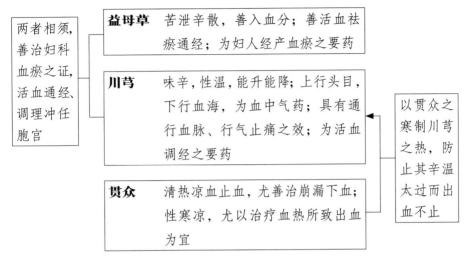

两者相须，善治妇科血瘀之证，活血通经、调理冲任胞宫

益母草 苦泄辛散，善入血分；善活血祛瘀通经；为妇人经产血瘀之要药

川芎 味辛，性温，能升能降；上行头目，下行血海，为血中气药；具有通行血脉、行气止痛之效；为活血调经之要药

以贯众之寒制川芎之热，防止其辛温太过而出血不止

贯众 清热凉血止血，尤善治崩漏下血；性寒凉，尤以治疗血热所致出血为宜

【主治病症】

瘀阻胞宫、血不循经致月经过多、淋漓不尽、崩漏下血，以经血量多、紫暗有块、小腹疼痛拒按、舌紫暗、脉细涩为辨证要点。

【临床体会】

（1）此组角药常用于子宫肌瘤出现上述病症者。

（2）益母草、川芎相伍见于《医学心悟》之益母胜金丹，常伍以贯众，贯众主入肝经，有凉血止血之功，与益母草、川芎共奏活血通经、凉血止血之功。

（3）加减应用：①月经紫暗有块者，常可配伍丹参、赤芍；②小腹疼痛者，常配伍五灵脂、蒲黄、延胡索；③月经量多者，可配伍三七、当归、茜草、艾叶。

（4）无瘀滞及阴虚血少者忌用益母草。

（5）杀虫及清热解毒宜生用，止血宜炒炭用。外用适量。

（6）贯众有小毒，用量不宜过大，服用时忌油腻。脾胃虚寒者及孕妇慎用贯众。

【常用剂量】

益母草 10～30g；贯众 4.5～9g；川芎 6～15g。

忍冬藤、鸡血藤、白术

【配伍功效】

益气补血、活血通络。

【单味功效】

◆ 忍冬藤

味甘，性寒。归肺、心、胃经。清热疏风、通络止痛。

- 清热疏风——外感风热、温病初起；本品芳香疏散，善散肺经热邪，透热达表
- 通络止痛——风湿热痹、关节红肿热痛、屈伸不利；本品善疏散经络之风热而止痹痛

◆ 鸡血藤

味苦、微甘，性温。归肝、肾经。行血补血、调经、舒筋活络。

- 行血补血散瘀、调经止痛——血瘀及血虚致月经不调、痛经、闭经
- 舒筋活络——风湿痹痛、手足麻木；中风手足麻木、肢体瘫痪；血虚不养筋致肢体麻木、血虚萎黄

◆ 白术

味甘、苦，性温。归脾、胃经。健脾益气、燥湿利水、止汗、安胎。

- 健脾益气、燥湿利水——脾虚水湿内生致食少、便溏或泄泻、痰饮、水肿、带下诸证；为"脾脏补气健脾第一要药"
- 止汗——脾气虚弱、卫气不固、表虚自汗
- 安胎——脾虚气弱致胎动不安、脾虚湿浊中阻之妊娠恶阻、脾虚妊娠水肿

【配伍分析】

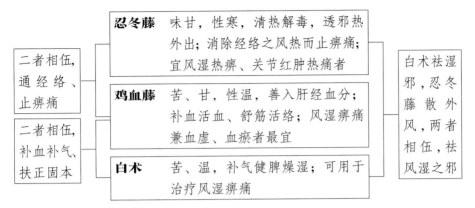

【主治病症】

（1）风湿久痹、气血不足，以关节疼痛肿胀、肢体麻木、气短乏力、自汗、食少便溏、舌淡暗苔薄、脉细涩为辨证要点。

（2）中风致手足麻木、肢体瘫痪。

【临床体会】

（1）忍冬藤、鸡血藤为常用的活血通络之对药，再伍以白术则增益气活血之效。

（2）加减应用：①祛风湿止痹痛，可配伍独活、威灵仙、桑寄生；②益气活血通络，常配伍黄芪、丹参、地龙；③养血活血，可配伍当归、川芎、白芍。

【常用剂量】

忍冬藤 9 ～ 30g；鸡血藤 10 ～ 30g；白术 10 ～ 30g。

穿山甲、黄芪、王不留行

【配伍功效】

行气活血、通经下乳。

【单味功效】

◆ **穿山甲**

味咸，性微寒。归肝、胃经。活血消癥、通经、下乳、消肿排脓。

· 活血消癥——癥瘕积聚、血瘀经闭；本品善走窜，性专行散，能活血祛瘀、消癥通经

· 活血祛瘀、通利经络——风湿痹痛、关节不利、麻木拘挛，中风瘫痪、手足不举；本品性善走窜，内达脏腑，外通经络，透达关节

· 通经下乳——产后乳汁不下

· 消肿排脓——痈肿初起、痈肿脓成未溃、瘰疬

◆ **黄芪**

味甘，性微温。归脾、肺经。补气升阳、固表止汗、托疮生肌、利尿消肿。

· 健脾补中——脾气虚弱致倦怠乏力、食少便溏；为补中益气要药

· 补气升阳——脾虚中气下陷致久泻脱肛、内脏下垂；能升阳举陷

· 益气生血、益气生津——气血不足之证；脾虚不能布津致消渴

· 益气摄血、益卫固表——脾虚不能统血致失血；肺气虚、表虚自汗、气虚外感诸证

· 补益肺气——肺气虚弱致咳喘日久、气短神疲

· 益气行水——气虚水湿失运致浮肿、小便不利；为治气虚水肿之要药

· 益气行血——痹证、中风后遗症等气虚血滞证，见筋脉失养、肌肤麻木、半身不遂

· 托疮生肌——气血亏虚致疮疡难溃难腐或溃久难敛

◆ **王不留行**

味苦，性平。归肝、胃经。活血通经、下乳消痈、利尿通淋。

· 活血通经——血瘀经闭、痛经、妇人难产、胎死腹中

· 下乳消痈——产后乳汁不下、乳痈肿痛

· 利尿通淋——热淋、血淋、石淋

【配伍分析】

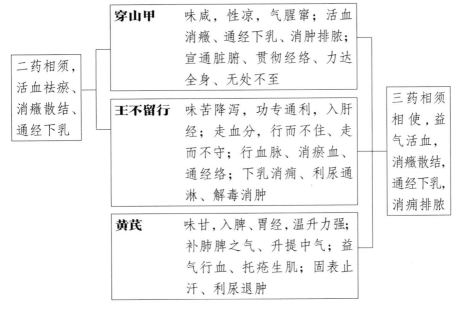

【主治病症】

（1）气虚血瘀致闭经、痛经、癥瘕，以小腹隐隐作痛、闭经、月经量少、舌淡暗、脉沉细或细涩为辨证要点。

（2）妇人产后气血亏虚、血行瘀滞致乳汁不通或不足，以乳汁清稀、面白无华、心悸气短、头晕食少、动则尤甚、舌淡暗、脉沉细或细涩为辨证要点。

（3）痈疽疮疡日久，脓成不溃，溃后不敛，以脓液清稀，伴神疲乏力、气少懒言、面色萎黄、舌淡、脉沉细为辨证要点。

【临床体会】

（1）黄芪、穿山甲相伍见于《外科正宗》透脓散。王不留行善通利血脉、走而不守，增加活血通经、下乳消痈之效。穿山甲于2020年被列为国家一级保护动物，不再被《中国药典》所收载，此处为保留经典配伍原貌仍予收录，临床可用其替代品入药。

（2）加减应用：①产后乳汁不下者，可配伍当归、通草、党参、白芍；②血瘀经闭者，可配伍当归、红花、桃仁；③癥瘕者，可配伍鳖甲、大黄、赤芍；④疮疡初起者，可配伍金银花、天花粉、皂角刺；⑤脓成未溃者，可配伍当归、皂角刺。

（3）孕妇慎用王不留行。

（4）蜜炙黄芪可增强其补中益气的作用。

【常用剂量】

穿山甲 1 ～ 1.5g，研末冲服；王不留行 5 ～ 10g；黄芪 15 ～ 60g。

当归、白芍、延胡索

【配伍功效】

养血活血、行气止痛。

【单味功效】

◆ 当归

味甘、辛，性温。归肝、心、脾经。补血调经、活血止痛、润肠通便。

・补血——血虚诸证，本品甘温质润，长于补血，为补血之圣药

・调经——血虚或血虚兼有瘀滞致月经不调、痛经、闭经等；本品为补血要药

・活血止痛——虚寒性腹痛、痈疽疮疡、脱疽溃烂、跌打损伤、风寒痹痛；本品辛行温通，为活血行气要药

・润肠——血虚肠燥便秘

◆ 白芍

味苦、酸，性微寒。归肝、脾经。养血敛阴、柔肝止痛、养阴平肝。

・养血调经——血虚或阴虚有热致月经不调、崩漏等

・柔肝止痛——肝郁不舒致胸胁、胃脘、腹部疼痛，四肢拘挛；肝脾不和致腹中挛急作痛或泻痢腹痛；肝阴虚阳亢致头痛、眩晕、肢体麻木、肌肉瞤动；为治诸痛之良药

・敛阴止汗——阴虚盗汗及营卫不和的表虚自汗证

◆ 延胡索

味辛、苦，性温。归肝、脾经。活血、行气、止痛。

> ·活血、行气、止痛——气血瘀滞痛证；心血瘀阻致胸痹心痛、气滞致胁痛胃痛、寒疝腹痛等内科病证；气滞血瘀致痛经、月经不调、产后瘀滞腹痛等妇科病证；跌打损伤、瘀肿疼痛等外科病证；本品能行血中气滞，气中血瘀，专治一身上下诸痛

【配伍分析】

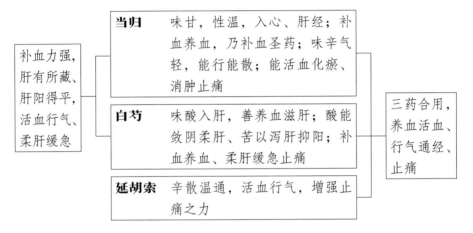

主治病症

（1）肝郁血虚致痛证，以胁肋胀痛、绵绵不休、腹中拘急疼痛、肢体挛急疼痛、头晕、口干、舌暗红、脉弦细为辨证要点。

（2）血虚痛经，以经期或经后小腹隐隐作痛、喜按、月经量少色淡，伴头晕眼花、面色无华、神疲乏力、心悸气短、舌淡、脉细无力为辨证要点。

临床体会

（1）当归、白芍相伍见于《和剂局方》之逍遥散，常伍以延胡索，加强活血疏肝理气止痛之效。

（2）肝藏血，主疏泄，喜条达恶抑郁。肝血不足，肝失疏泄，出现胸胁胀痛；血虚筋脉失养，出现肢体挛急疼痛或腹中拘急疼痛；血虚冲任胞宫失养，不荣则痛，故致痛经。故治当以养血柔肝为本，行气活血止痛

以治标。

（3）加减应用：①活血止痛，加丹参、赤芍、红花、五灵脂；②疏肝理气，加柴胡、郁金、川楝子、香附；③温中散寒，加桂枝、炮姜、小茴香、吴茱萸。

（4）白芍反藜芦。

【常用剂量】

当归 6 ～ 12g；白芍 10 ～ 15g；延胡索 3 ～ 10g。

丹参、当归尾、三七

【配伍功效】

活血化瘀、消癥散痞、通络止痛。

【单味功效】

◆ 丹参

味苦，性微寒。归心、心包、肝经。活血调经、祛瘀止痛、凉血消痈、除烦安神。

- ·活血调经——月经不调、闭经、痛经、产后瘀滞腹痛；本品善调经水，为妇科调经要药，祛瘀生新不伤正，对血热瘀滞之证尤宜
- ·祛瘀止痛——血瘀心痛、脘腹疼痛、癥瘕积聚、跌打损伤及风湿痹证；本品善通行血脉，祛瘀止痛，广泛用于各种瘀血病证
- ·凉血消痈——热毒瘀阻致疮痈肿毒
- ·除烦安神——热病烦躁神昏及心悸失眠；本品既可清热凉血安神，又可活血养血安神

◆ 当归

味甘、辛，性温。归肝、心、脾经。补血调经、活血止痛、润肠通便。

· 补血——血虚诸证；本品甘温质润，长于补血，为补血之圣药

· 调经——血虚或血虚兼有瘀滞的月经不调、痛经、闭经等；本品为补血要药

· 活血止痛——虚寒性腹痛、痈疽疮疡、脱疽溃烂、跌打损伤、风寒痹痛；本品辛行温通，为活血行气要药

· 润肠——血虚肠燥便秘

◆ 当归尾

根据当归部位不同，分为当归头、当归身、当归尾。根部膨大部位为当归头，根部中间主干部位为当归身，根部末端支根部位为当归尾。当归尾性味功效同当归，但活血之力则更强。

◆ 三七

味甘、微苦，性温。归肝、胃经。化瘀止血、活血定痛。

· 化瘀止血——各种出血证，有无瘀滞均可，尤以有瘀滞者为宜；本品功善止血、化瘀生新，有止血不留瘀、化瘀不伤正的特点

· 活血定痛——跌打损伤、筋骨折伤、瘀血肿痛之首选药物

· 补虚强壮——虚损劳伤

【配伍分析】

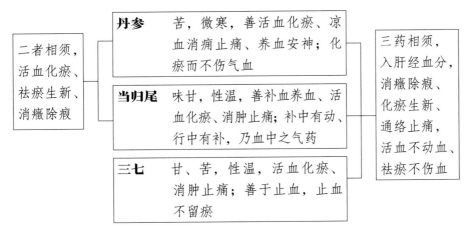

二者相须，活血化瘀、祛瘀生新、消癥除痕

丹参 苦，微寒，善活血化瘀、凉血消痈止痛、养血安神；化瘀而不伤气血

当归尾 味甘，性温，善补血养血、活血化瘀、消肿止痛；补中有动、行中有补，乃血中之气药

三七 甘、苦，性温，活血化瘀、消肿止痛；善于止血，止血不留瘀

三药相须，入肝经血分，消癥除痕、化瘀生新、通络止痛，活血不动血、祛瘀不伤血

【主治病症】

（1）瘀血留滞冲任胞宫致癥瘕、月经不调、痛经、产后恶露不行，以小腹胀痛拒按、月经或恶露不畅、月经色暗有血块，伴乳房胀痛、胸闷

不舒、舌紫暗或有瘀点、脉弦为辨证要点。

（2）胸痹心痛，以突发胸痛、疼痛剧烈、痛有定处、心胸憋闷、心悸气短，伴四肢逆冷、面色苍白、冷汗淋漓、脉微欲绝为辨证要点。

（3）各种瘀血停滞致痛证，特别是心腹疼痛，以痛有定处，或痛如针刺、舌暗有瘀斑、脉涩为辨证要点。

（4）跌打损伤、局部肿胀、瘀阻疼痛。

【临床体会】

（1）丹参、当归相伍见于《医学衷中参西录》之活络效灵丹，取当归尾活血之力更强之性，伍以三七，则可活血不动血、祛瘀不伤血。

（2）胸痹心痛为阳虚寒凝、痰瘀互结之证。加减应用：①化痰，常加用半夏、茯苓、瓜蒌；②理气，常加用枳壳、陈皮、香附，因"气行则血行，气顺则痰消"之故；③温阳益气，常加用红参、人参、薤白、炙黄芪；④消癥散结，常加用三棱、莪术；⑤化瘀止痛，常加用延胡索、蒲黄炭、五灵脂。

（3）三七研末冲服效佳，亦可入丸、散剂。

（4）丹参反藜芦，孕妇慎用，活血化瘀宜酒炙用。

【常用剂量】

丹参 9～15g；当归尾 6～15g；三七 3～10g。

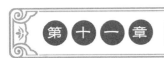 # 祛风角药

荆芥、白蒺藜、紫草

【配伍功效】

疏风清热、解毒止痒。

【单味功效】

◆ 荆芥

味辛，性微温。归肺、肝经。祛风解表、透疹消疮、炒炭止血。

- 祛风解表——外感表证致风寒、风热或寒热不明显者；本品辛散气香，长于发表散风，且微温不烈，药性和缓
- 透疹消疮——表邪外束致麻疹初起、疹出不畅、风疹瘙痒、疮疡初起兼有表证者；本品质轻透散，祛风止痒、宣散疹毒
- 炒炭止血——血热妄行致吐血、衄血、便血、痔血、崩漏等多种出血证；本品炒炭，其性味已由辛温变为苦涩平和，长于理血止血

◆ 白蒺藜

味辛、苦，性微温。有小毒。归肝经。平肝疏肝、祛风明目。

- 平抑肝阳——肝阳上亢致头晕目眩；本品味苦降泄，主入肝经
- 疏肝解郁——胸胁胀痛、乳闭胀痛；本品苦泄辛散，疏肝散郁结，入血分而活血
- 祛风明目——风热上攻致目赤翳障；本品为祛风明目要药
- 祛风止痒——风疹瘙痒、白癜风

◆ 紫草

味甘、咸，性寒。归心、肝经。清热凉血、解毒、活血透疹。

- 清热凉血、活血、解毒透疹——温病血热毒盛致斑疹紫黑、麻疹不透
- 清热解毒、凉血、活血消肿——痈肿疮疡、湿疹、水火烫伤

171

【配伍分析】

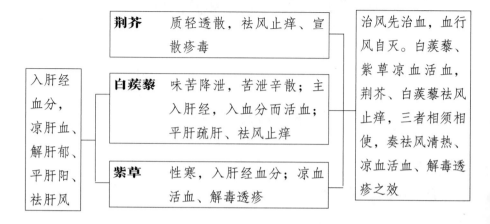

荆芥	质轻透散，祛风止痒、宣散疹毒
白蒺藜	味苦降泄，苦泄辛散；主入肝经，入血分而活血；平肝疏肝、祛风止痒
紫草	性寒，入肝经血分；凉血活血、解毒透疹

入肝经血分，凉肝血、解肝郁、平肝阳、祛肝风

治风先治血，血行风自灭。白蒺藜、紫草凉血活血，荆芥、白蒺藜祛风止痒，三者相须相使，奏祛风清热、凉血活血、解毒透疹之效

【主治病症】

血热生风或风邪外袭与血热相合致瘾疹、风疹瘙痒，以瘙痒夜甚，或出现风团大小不一、颜色或红或白、部位游走不定、搔抓出现红色抓痕、很快消退，舌红苔薄，脉细数为辨证要点。

【临床体会】

（1）荆芥、白蒺藜相伍见于《丹溪心法》之当归饮子，所谓"治风先治血，血行风自灭"，故伍以紫草凉血活血、透疹解毒。

（2）瘙痒为风证，因外感风邪，或肝经湿热生风，或血虚阳亢化风，或血热生风所致，故治疗以祛风止痒为要。

（3）加减应用：①风疹瘙痒者，加防风祛风止痒；②血虚风盛者，加当归、何首乌养血祛风；③外感风热者，加蝉蜕、薄荷、金银花疏风清热；④血热毒盛者，加赤芍、牡丹皮凉血活血；⑤热毒炽盛者，加牛蒡子、山豆根、连翘清热解毒；⑥湿热盛者，加地肤子、白鲜皮、苦参清热祛湿；⑦气虚疹出不透者，加黄芪、升麻补中益气。

（4）荆芥不宜久煎，发表透疹消疮宜生用。

【常用剂量】

白蒺藜 10～15g；荆芥 6～10g；紫草 6～10g。

钩藤、白芍、野鸦椿

【配伍功效】

清热平肝、息风止痛。

【单味功效】

◆ 钩藤

味甘，性凉。归肝、心包经。清热平肝、息风定惊。

- 清热平肝——肝火上攻、肝阳上亢致头胀头痛、眩晕；本品性凉，能清肝热、平肝阳
- 平肝息风——热极生风、四肢抽搐、小儿高热惊风
- 清热透邪——风热外感、头痛、目赤及斑疹透发不畅；本品气薄质轻，可轻清透热
- 凉肝止惊——小儿惊啼、夜啼

◆ 白芍

味苦、酸，性微寒。归肝、脾经。养血敛阴、柔肝止痛、养阴平肝。

- 养血调经——血虚或阴虚有热致月经不调、崩漏等
- 柔肝止痛——肝郁不舒致胸胁、胃脘、腹部疼痛，四肢拘挛；肝脾不和致腹中挛急作痛或泻痢腹痛；肝阴虚阳亢致头痛、眩晕、肢体麻木、肌肉瞤动；为治诸痛之良药
- 敛阴止汗——阴虚盗汗及营卫不和的表虚自汗证

◆ 野鸦椿

味甘，性平。归心、脾、膀胱经。祛风散寒、行气止痛。

- 祛风散寒、行气止痛——外感、内伤致各种头痛、眩晕

【配伍分析】

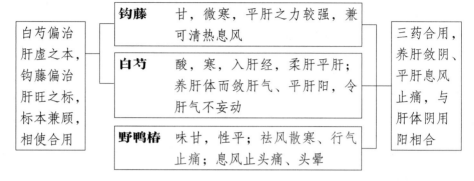

白芍偏治肝虚之本，钩藤偏治肝旺之标，标本兼顾，相使合用

- 钩藤　甘，微寒，平肝之力较强，兼可清热息风
- 白芍　酸，寒，入肝经，柔肝平肝；养肝体而敛肝气、平肝阳，令肝气不妄动
- 野鸭椿　味甘，性平；祛风散寒、行气止痛；息风止头痛、头晕

三药合用，养肝敛阴、平肝息风止痛，与肝体阴用阳相合

【主治病症】

　　肝阴不足、肝阳偏亢、肝火上炎、肝风内动致头痛、眩晕，以头胀头痛或眩晕、耳鸣、急躁易怒、失眠多梦、口干口苦、舌红苔黄、脉弦为辨证要点。

【临床体会】

　　（1）钩藤、白芍相伍见于《通俗伤寒论》之羚角钩藤汤，因野鸦椿为祛风良药，治疗头晕头痛不论外感、内伤皆宜，故伍以野鸭椿，共奏清热平肝息风之效。本组角药是治疗肝阳、肝火、肝风所致的头痛、眩晕方剂的基础组成部分。

　　（2）加减应用：①肝火者，常加夏枯草、栀子、黄芩；②肝阳者，加天麻、石决明、怀牛膝、杜仲；③肝风者，加羚羊角、生地黄、天麻、地龙、僵蚕。

　　（3）阳衰虚寒、脾虚慢惊风者不宜用。

　　（4）钩藤加热后有效成分易被破坏，故不宜久煎，一般不超过20分钟。

　　（5）白芍反藜芦。

【常用剂量】

　　钩藤6～15g；白芍10～15g；野鸭椿9～15g。

羚羊角、天麻、钩藤

【配伍功效】

　　清热凉肝、息风定惊。

【单味功效】

◆ **羚羊角**

味咸，性寒。归肝、心经。平肝息风、清肝明目、散血解毒。

- 平肝息风镇惊——温热病热炽致高热、神昏、惊厥抽搐、子痫、癫痫、惊悸；本品善清泻肝热，为治惊痫抽搐要药，尤宜于热极生风
- 平肝潜阳——肝阳上亢致头晕目眩、烦躁失眠、头痛如劈
- 清肝明目——肝火上炎致头痛、目赤肿痛、羞明流泪
- 清热凉血、散血解毒——温热病壮热神昏、谵语躁狂，甚或抽搐、热毒斑疹
- 解热镇痛——风湿热痹、肺热咳喘、百日咳

◆ **天麻**

味甘，性平。归肝经。息风止痉、平抑肝阳、祛风通络。

- 息风止痉——各种病因致肝风内动、惊痫抽搐，不论寒热虚实，皆可配伍应用
- 平抑肝阳——为治眩晕、头痛要药，不论虚实，皆可配伍应用
- 祛风通络——肢体麻木、手足不遂、风湿痹痛

◆ **钩藤**

味甘，性凉。归肝、心包经。清热平肝、息风定惊。

- 清热平肝——肝火上攻、肝阳上亢致头胀头痛、眩晕；本品性凉，能清肝热，平肝阳
- 平肝息风——热极生风、四肢抽搐、小儿高热惊风
- 清热透邪——风热外感、头痛、目赤及斑疹透发不畅；本品气薄质轻，可轻清透热
- 凉肝止惊——小儿惊啼、夜啼

【配伍分析】

羚羊角 咸寒质重，善清泻肝热；平肝息风、镇惊解痉；善治惊痫抽搐，宜热极生风		
天麻 甘平柔润，善养阴平肝息风；肝风致惊痫抽搐，寒热虚实为皆宜；祛外风、通经络、止痛；宜虚风、风痰致眩晕肢麻、抽搐	三药相须，清热凉肝、平肝息风、定惊止痉之力倍增	
钩藤 甘，微寒，清肝热、平肝阳、息肝风、定惊止痉；肝热肝风致惊痫抽搐等最宜		

二者相须平肝息风之力倍增

【主治病症】

（1）邪热炽盛、热盛动风证，以高热神昏谵语、痉厥抽搐、舌红绛苔黄、脉弦数为辨证要点。

（2）肝阳上亢、肝风内动、风痰上扰诸证，以头痛如劈、眩晕、失眠，伴烦躁易怒、惊厥抽搐、夜寐不安、舌红、脉数为辨证要点。

（3）小儿惊风、癫痫，以四肢抽搐、牙关紧闭、烦躁不安、舌红苔黄腻、脉弦数为辨证要点。

【临床体会】

（1）本组角药源于《医宗金鉴》之钩藤饮，主要用于治疗热极生风，兼见抽搐者。

（2）加减应用：①肝火甚者，常加夏枯草、栀子、黄芩；②肝阳亢者，加石决明、怀牛膝、杜仲；③肝风甚者，加生地黄、地龙、僵蚕。

（3）阳衰虚寒、脾虚慢惊风患者不宜用。

（4）钩藤加热后有效成分易被破坏，故不宜久煎，一般不超过20分钟。

【常用剂量】

羚羊角 0.3 ～ 0.6g，磨汁或研粉冲服；天麻 3 ～ 9g；钩藤 6 ～ 15g。

羚羊角、钩藤、菊花

【配伍功效】

平肝息风、清热明目。

【单味功效】

◆ 羚羊角

味咸，性寒。归肝、心经。平肝息风、清肝明目、散血解毒。

- 平肝息风镇惊——温热病热炽致高热、神昏、惊厥抽搐、子痫、癫痫、惊悸；本品善清泻肝热，为治惊痫抽搐要药，尤宜于热极生风
- 平肝潜阳——肝阳上亢致头晕目眩、烦躁失眠、头痛如劈
- 清肝明目——肝火上炎致头痛、目赤肿痛、羞明流泪
- 清热凉血、散血解毒——温热病壮热神昏、谵语躁狂，甚或抽搐、热毒斑疹
- 解热镇痛——风湿热痹、肺热咳喘、百日咳

◆ 钩藤

味甘，性凉。归肝、心包经。清热平肝、息风定惊。

- 清热平肝——肝火上攻、肝阳上亢致头胀头痛、眩晕；本品性凉，能清肝热，平肝阳
- 平肝息风——热极生风、四肢抽搐、小儿高热惊风
- 清热透邪——风热外感、头痛、目赤及斑疹透发不畅；本品气薄质轻，可轻清透热
- 凉肝止惊——小儿惊啼、夜啼

◆ 菊花

味辛、甘、苦，性微寒。归肺、肝经。疏散风热、清肝明目。

- 疏散风热——外感风热或温病初起致发热、头痛、咳嗽
- 平肝明目——风热、肝火上攻致目赤肿痛；肝肾阴虚致目暗昏花；肝阳上亢致头目眩晕、头痛；善治目疾，为眼科良药
- 清热解毒——疔疮肿毒

【配伍分析】

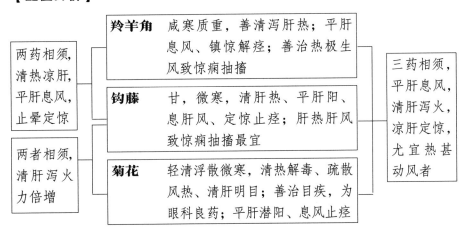

羚羊角 咸寒质重，善清泻肝热；平肝息风、镇惊解痉；善治热极生风致惊痫抽搐

钩藤 甘，微寒，清肝热、平肝阳、息肝风、定惊止痉；肝热肝风致惊痫抽搐最宜

菊花 轻清浮散微寒，清热解毒、疏散风热、清肝明目；善治目疾，为眼科良药；平肝潜阳、息风止痉

两药相须，清热凉肝，平肝息风，止晕定惊

两者相须，清肝泻火力倍增

三药相须，平肝息风，清热泻火，凉肝定惊，尤宜热甚动风者

【主治病症】

（1）邪热炽盛、热盛动风证，以高热神昏谵语、痉厥抽搐、舌红绛苔黄、脉弦数为辨证要点。

（2）肝阳上亢、肝风内动、风痰上扰，以头痛如劈、眩晕、失眠，伴烦躁易怒、夜寐不安、舌红、脉数为辨证要点。

（3）肝经火盛、上攻眼目，以目赤肿痛、羞明流泪、目生翳障，伴烦躁易怒、胁肋胀闷、口苦口干为辨证要点。

（4）小儿惊风、癫痫，以四肢抽搐、牙关紧闭、烦躁不安、舌红苔黄腻、脉弦数为辨证要点。

【临床体会】

（1）本组角药源于《通俗伤寒论》之羚角钩藤汤，主要用于治疗热极生风。

（2）加减应用：①肝火甚者，常加夏枯草、栀子、黄芩；②肝阳亢者，加天麻、石决明、怀牛膝、杜仲；③肝风甚者，加生地黄、天麻、地龙、僵蚕。

（3）本组角药与角药羚羊角、天麻、钩藤相比，清热凉肝之效更佳，息风止痉之效稍弱。

（4）阳衰虚寒、脾虚慢惊风者不宜用。

（5）钩藤加热后有效成分易被破坏，故不宜久煎，一般不超过20分钟。

【常用剂量】

羚羊角 0.3 ～ 0.6g，磨汁或研粉冲服；钩藤 6 ～ 15g；菊花 6 ～ 9g。

羚羊角、石决明、牡蛎

【配伍功效】

平肝潜阳、镇惊安神。

【单味功效】

◆ 羚羊角

味咸，性寒。归肝、心经。平肝息风、清肝明目、散血解毒。

- 平肝息风镇惊——温热病热炽致高热、神昏、惊厥抽搐、子痫、癫痫、惊悸；本品善清泻肝热，为治惊痫抽搐要药，尤宜于热极生风
- 平肝潜阳——肝阳上亢致头晕目眩、烦躁失眠、头痛如劈
- 清肝明目——肝火上炎致头痛、目赤肿痛、羞明流泪
- 清热凉血、散血解毒——温热病壮热神昏、谵语躁狂，甚或抽搐、热毒斑疹
- 解热镇痛——风湿热痹、肺热咳喘、百日咳

◆ 石决明

味咸，性寒。归肝经。平肝潜阳、清肝明目。

- 平肝潜阳——肝阳上亢致头晕目眩；本品清泻肝热、镇潜肝阳、滋养肝阴、利头目
- 清肝明目——目赤、翳障、视物昏花
- 煅用收敛、制酸、止痛、止血——胃酸过多致胃脘痛；研末外敷治疗外伤出血

◆ 牡蛎

味咸、涩，微寒。归肝、胆、肾经。重镇安神、潜阳补阴、软坚散结。

- 重镇安神——心神不安致惊悸怔忡、失眠多梦；本品质重能镇，有安神之功效
- 平肝潜阳——阴虚阳亢致头目眩晕、耳鸣烦躁；热灼真阴、虚风内动致四肢抽搐；本品咸寒质重，入肝经，有平肝潜阳、益阴之功
- 软坚散结——痰火郁结致痰核、瘰疬、瘿瘤；气滞血瘀致癥瘕积聚
- 收敛固涩——自汗、盗汗、遗精、滑精、尿频、遗尿、崩漏、带下等滑脱之证
- 制酸止痛——胃痛泛酸，须煅用

【配伍分析】

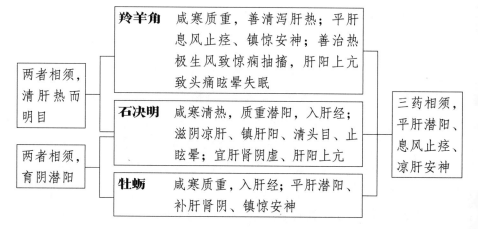

两者相须，清肝热而明目 — **羚羊角** 咸寒质重，善清泻肝热；平肝息风止痉、镇惊安神；善治热极生风致惊痫抽搐，肝阳上亢致头痛眩晕失眠

石决明 咸寒清热，质重潜阳，入肝经；滋阴凉肝、镇肝阳、清头目、止眩晕；宜肝肾阴虚、肝阳上亢

两者相须，育阴潜阳 — **牡蛎** 咸寒质重，入肝经；平肝潜阳、补肝肾阴、镇惊安神

三药相须，平肝潜阳、息风止痉、凉肝安神

【主治病症】

（1）邪热炽盛、热盛动风证，以高热神昏谵语、痉厥抽搐、舌红绛苔黄、脉弦数为辨证要点。

（2）肝阳上亢、肝风内动、风痰上扰，以头痛如劈、眩晕、失眠，伴烦躁易怒、夜寐不安、舌红、脉数为辨证要点。

（3）肝经火盛、上攻眼目，以目赤肿痛、羞明流泪、目生翳障，伴烦躁易怒、胁肋胀闷、口苦口干为辨证要点。

（4）小儿惊风、癫痫，以四肢抽搐、牙关紧闭、烦躁不安、舌红苔黄腻、脉弦数为辨证要点。

【临床体会】

（1）本组角药与前几组祛风角药相比，除都有平肝息风之效外，略长于安神。

（2）石决明、牡蛎相伍见于《通俗伤寒论》之阿胶鸡子黄汤，伍以羚羊角，增清肝平肝、息风解痉之效。

（3）加减应用：①热灼肝阴者，加生地黄、白芍；②热甚者，加夏枯草、黄芩、菊花、决明子；③肝风甚者，加天麻、僵蚕、地龙；④脾胃虚者，加茯苓、白术。

（4）石决明咸寒易伤脾胃，故脾胃虚寒、食少便溏者慎用，入煎剂应打碎先煎，平肝、清肝宜生用。

（5）牡蛎宜打碎先煎，收敛固涩宜煅用，其他宜生用。

（6）三者皆为质重潜降的介类药物，难以消化，且寒凉碍胃，故临床应用时须注意顾护胃气。

【常用剂量】

羚羊角 0.3 ～ 0.6g，磨汁或研粉冲服；石决明 15 ～ 30g；牡蛎 15 ～ 30g。

白附子、全蝎、僵蚕

【配伍功效】

祛风化痰、通络止痉。

【单味功效】

◆ **白附子**

味辛，性温。有毒。归胃、肝经。燥湿化痰、祛风止痉、止痛、解毒散结。

·燥湿化痰、祛风止痉——中风痰壅、口眼歪斜、破伤风等风与痰胶结为患之病证；本品辛温升散，上行头面，用于头面风痰致眩晕、偏正头痛

·解毒散结——痈疽肿毒、瘰疬痰核、毒蛇咬伤

◆ **全蝎**

味辛，性平，有毒。归肝经。息风镇痉、攻毒散结、通络止痛。

·息风镇痉——各种原因致惊风、痉挛抽搐

·攻毒散结——疮疡肿毒、瘰疬结核

·通络止痛——风寒湿痹久治不愈、筋脉拘挛，甚则关节变形；顽固性偏正头痛

◆ **僵蚕**

味咸、辛，性平。归肝、肺、胃经。化痰止痉、祛风泻热、消肿散结。

· 辛能行散，祛风泻热——外感风热致头痛、咽痛

· 疏散风热、透疹止痒——风热外束致麻疹不透、风疹湿疹、皮肤瘙痒

· 祛外风、散风热、明目退翳——肝经风热上攻致目赤肿痛、翳膜遮睛

· 咸能软坚、化痰镇痉、消肿散结——风中经络致口眼㖞斜及惊痫抽搐、痰核、瘰疬

【配伍分析】

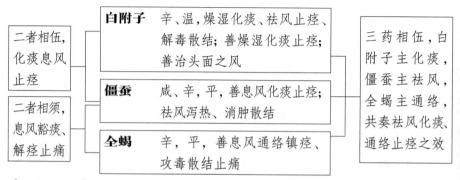

【主治病症】

风中经络，以口眼㖞斜或面肌抽动、舌淡红苔白为辨证要点。

【临床体会】

（1）白附子、全蝎、僵蚕相伍见于《杨氏家藏方》之牵正散，具祛风化痰、通络止痉之效，专治外风与痰浊相合，阻于经络，致口眼㖞斜之证。本组角药常用于治疗颜面神经麻痹、面肌痉挛、三叉神经痛、偏头痛、中风后遗症等证属风痰阻络者。

（2）加减应用：①平肝息风，常配伍羚羊角、钩藤、蜈蚣、蝉蜕、天麻；②健脾益气，常配伍党参、白术；③化痰散结，常配伍郁金、天南星；④祛除外风，常配伍荆芥、防风、羌活、薄荷；⑤养血息风，加川芎、白芍、首乌藤。

（3）全蝎、白附子有毒，用量不宜过大，孕妇慎用。

【常用剂量】

白附子3～6g；全蝎3～6g；僵蚕6～10g。

珍珠母、龙齿、石决明

【配伍功效】

平肝潜阳、清肝明目。

【单味功效】

◆ 珍珠母

味咸，性寒。归肝、心经。平肝潜阳、安神定惊、明目。

- 平肝潜阳——肝阳上亢致头痛眩晕、耳鸣、心悸失眠
- 安神定惊——惊悸失眠、心神不宁、癫痫、惊风抽搐
- 明目——目赤翳障、视物昏花、夜盲
- 外用燥湿收敛——湿疮瘙痒、溃疡久不收口、口疮

◆ 龙齿

味甘、涩，性凉。归心、肝经。平肝潜阳、镇静安神。

- 平肝潜阳、镇静安神——癫狂惊痫、心悸失眠、烦躁、头晕目眩

◆ 石决明

味咸，性寒。归肝经。平肝潜阳、清肝明目。

- 平肝潜阳——肝阳上亢致头晕目眩；本品清泻肝热、镇潜肝阳、滋养肝阴、利头目
- 清肝明目——目赤、翳障、视物昏花
- 煅用收敛、制酸、止痛、止血——胃酸过多致胃脘痛；研末外敷治疗外伤出血

【配伍分析】

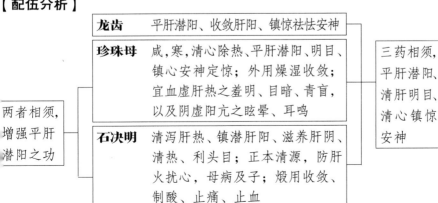

龙齿	平肝潜阳、收敛肝阳、镇惊祛怯安神	
珍珠母	咸，寒，清心除热、平肝潜阳、明目、镇心安神定惊；外用燥湿收敛；宜血虚肝热之羞明、目暗、青盲，以及阴虚阳亢之眩晕、耳鸣	三药相须，平肝潜阳、清肝明目、清心镇惊安神
石决明	清泻肝热、镇潜肝阳、滋养肝阴、清热、利头目；正本清源，防肝火扰心，母病及子；煅用收敛、制酸、止痛、止血	

两者相须，增强平肝潜阳之功

【主治病症】

（1）肝阳上亢或肝火上炎，上扰清空，以头目眩晕、目赤耳鸣、心烦易怒、舌红、脉弦为辨证要点。

（2）心火亢盛、内扰神明致心神不宁，以惊悸怔忡、烦躁易怒、失眠多梦、舌红、脉数为辨证要点。

（3）温热病热入心包，以高热烦躁、神昏谵语、惊厥抽搐，或狂躁妄动、面红目赤、便秘尿赤、舌红苔黄、脉数为辨证要点。

【临床体会】

（1）龙齿、珍珠母相伍见于《医醇剩义》之甲乙归藏汤，伍以石决明，增镇潜肝阳、清泻肝热之效。

（2）本组角药寒凉质重，介类碍胃，故脾胃虚寒、气虚下陷者慎用，应佐健脾运化之品。

（3）加减应用：①肝阳上亢者，常配伍白芍、生地黄、牡蛎；②肝火上炎者，可配伍钩藤、菊花、夏枯草；③心火亢盛者，可配伍朱砂、琥珀、磁石；④肝肾不足者，可配伍枸杞子、女贞子；⑤风痰上扰者，可配伍天麻、钩藤、天南星。

（4）珍珠母宜打碎先煎，脾胃虚寒者、孕妇慎用。

（5）龙齿宜打碎先煎，镇静安神、平肝潜阳多生用，湿热积滞者不宜使用。

（6）石决明应打碎先煎，平肝、清肝宜生用。本品咸寒易伤脾胃，故脾胃虚寒、食少便溏者慎用。

【常用剂量】

珍珠母 10 ～ 15g；龙齿 15 ～ 30g；石决明 15 ～ 30g。

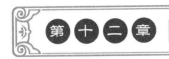 祛湿角药

羌活、独活、桑寄生

【配伍功效】

散寒止痛、祛风除湿。

【单味功效】

◆ **羌活**

味辛、苦，性温。归膀胱、肾经。散寒解表、通痹止痛。

- 祛风散寒——太阳风寒致头痛身疼；本品气味雄烈，上升发表力强 —— 风寒夹湿犯上者尤宜
- 胜湿止痛——风湿痹痛；本品通利关节，善治项背、肢节等上半身疼痛 ——

◆ **独活**

味辛、苦，性微温。归肾、膀胱经。祛风湿、止痹痛、解表。

- 祛风湿、止痹痛——风寒湿痹；主入肾经，善下行，腰膝、腿足关节疼痛属寒湿者宜
- 祛风湿、解表——风寒夹湿表证；本品辛散苦燥，气香温通，能散风寒湿而解表
- 善入肾经而搜伏风——风扰肾经、伏而不出致少阴头痛

◆ **桑寄生**

味苦、甘，性平。归肝、肾经。祛风湿、补肝肾、强筋骨、安胎。

- 祛风湿、补肝肾、强筋骨——风湿痹证；宜久痹伤及肝肾，腰膝酸软、筋骨无力者
- 补肝肾、养血而固冲任、安胎——崩漏经多、妊娠漏血、胎动不安

【配伍分析】

二者相伍，一上一下，一治足少阴之伏风，一治足太阳之游风，祛风胜湿、通痹止痛，表里上下，病位兼顾	独活	味较厚，性和缓，善行血；祛风湿、行气血、疏导腰膝；善入肾经搜伏风，偏治下部；善治伏风头痛、腰以下湿痹	三药相须，祛风除湿、通痹止痛以治标，益肾壮骨以固本
	羌活	气清性烈，善行气分；直上巅顶，横行肢臂；祛风散寒、胜湿止痛；风寒夹湿，犯上者尤宜	
	桑寄生	祛风湿、补肝肾、强筋骨；补肝肾、养血、固冲任安胎	

【主治病症】

（1）风湿痹证，每逢阴雨寒冷天气即发，以肢体关节冷痛、重着、酸楚、屈伸不利，疼痛部位固定，遇寒痛增，得热则减为辨证要点。

（2）历节风，以关节肿痛、游走不定、痛势剧烈、屈伸不利、昼轻夜重、关节红肿热痛为辨证要点。

【临床体会】

（1）独活、桑寄生相伍源于《备急千金要方》之独活寄生汤，伍以羌活，使祛湿止痛之力上达，则可上下病位兼顾。

（2）加减应用：①治风先治血，常配伍当归、川芎；②兼有外感表证者，常配伍细辛、藁本、防风；③风湿热者，常配伍黄柏、薏苡仁、车前草；④痹证日久正虚者，常配伍杜仲、人参、白术、牛膝。

【常用剂量】

羌活 6 ～ 10g；独活 6 ～ 10g；桑寄生 10 ～ 15g。

茵陈、大黄、虎杖

【配伍功效】

活血散瘀、清热退黄。

【单味功效】

◆ 茵陈

味苦、辛，性微寒。归脾、胃、肝、胆经。利湿退黄、解毒疗疮。

- 利湿退黄——黄疸；本品善清利脾胃肝胆湿热，使之从小便而出，为治黄疸之要药
- 解毒疗疮——湿热内蕴致风疹瘾疹、湿疮瘙痒

◆ 大黄

味苦，性寒。归脾、胃、大肠、肝、心包经。泻下攻积、清热泻火、凉血解毒、逐瘀通经。

- 泻下攻积——积滞便秘；本品能荡涤肠胃、推陈致新，为治疗积滞便秘之要药；本品苦寒沉降，善能泻热，故实热便秘尤为适宜
- 泻下通便、导湿热外出——湿热痢疾、黄疸、淋证
- 破痰实、通脏腑、降湿浊——老痰壅塞致喘逆不得平卧、大便秘结
- 清热泻火凉血——血热吐衄、目赤咽肿
- 内服清热解毒、泻下通便——热毒痈肿疔疮、肠痈腹痛
- 活血逐瘀通经——产后瘀阻腹痛、恶露不尽，血瘀经闭，跌打损伤，瘀血肿痛
- 外用泻火解毒、凉血消肿——热毒痈肿疔疮、乳痈、口疮糜烂、烧烫伤

◆ 虎杖

味微苦，性微寒。归肝、胆、肺经。利湿退黄、清热解毒、散瘀止痛、化痰止咳。

- 利湿退黄——湿热黄疸、淋浊、带下
- 凉血清热解毒——水火烫伤、痈肿疮毒、毒蛇咬伤
- 活血散瘀止痛——闭经、痛经、癥瘕、跌打损伤
- 泻热化痰止咳——肺热咳嗽
- 泻热通便——热结便秘

【配伍分析】

| 茵陈 | 味苦，性凉，善渗泄而利小便；可利湿退黄，善治肝经湿热之黄疸 |

两药相使，祛湿退黄、清热解毒

| 虎杖 | 味苦，性寒，利湿退黄、清热解毒、活血化瘀、祛风湿、止痹痛、化痰止咳 |

| 大黄 | 苦寒降泄，通下泻火退黄；泻热通便以导肝经湿热外出；清热泻火、凉血解毒、逐瘀通经；善泻下攻积，为治疗积滞便秘要药 |

三药相伍，清热祛湿。虎杖偏清热，茵陈偏利尿以清湿热，大黄偏攻下以清湿热，使湿热前后分消

【主治病症】

阳黄者，以身目俱黄、色较鲜明、发热、口干苦口、小便不利、大便秘结或黏腻不爽、脘腹胀满、舌红苔黄腻、脉弦数或滑数为辨证要点。

【临床体会】

（1）茵陈、大黄相伍见于《伤寒论》之茵陈蒿汤，加虎杖，以清热利湿退黄、活血利水。本组角药常用于急性黄疸性肝炎、急性胆囊炎，辨证为热重于湿或湿热并重者。

（2）加减应用：①热重于湿者，常配伍栀子、黄柏；②湿重于热者，常配伍茯苓、猪苓；③小便不利者，常配伍车前草、通草、滑石。

（3）茵陈蓄血发黄及血虚萎黄者慎用。

（4）孕妇忌服虎杖。

（5）大黄入汤剂应后下。

【常用剂量】

茵陈 6～15g；虎杖 5～15g；大黄 5～15g。

地肤子、苦参、苍术

【配伍功效】

清热燥湿、祛风止痒。

【单味功效】

◆ **地肤子**

味辛、苦，性寒。归肾、膀胱经。利尿通淋、止痒。

- 清热利湿、利尿通淋——膀胱湿热致小便不利、淋沥涩痛
- 止痒——阴痒带下、风疹、湿疹

◆ **苦参**

味苦，性寒。归心、肝、胃、大肠、膀胱经。清热燥湿、杀虫、利尿。

- 清热燥湿，入胃、大肠经——湿热致泄泻、痢疾、黄疸
- 清热燥湿、杀虫止痒——湿热带下、阴肿阴痒、湿疹湿疮、皮肤瘙痒、疥癣
- 清热利尿——湿热蕴结致小便不利、灼热涩痛

◆ **苍术**

味辛、苦，性温。归脾、胃、肝经。燥湿健脾、祛风散寒。

- 苦温燥湿以祛湿浊，辛香健脾以和脾胃——湿阻中焦证
- 辛散苦燥，长于祛湿——风湿痹证
- 辛香燥烈，开肌腠发汗，祛肌表之风寒——风寒表证夹湿者最为适宜
- 明目——夜盲及眼目昏涩

【配伍分析】

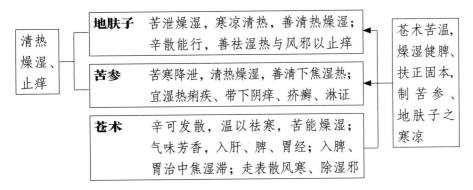

【主治病症】

（1）湿疹湿疮，以皮肤局部潮红肿胀、水疱、糜烂，位置较固定，瘙痒剧烈为辨证要点。

（2）湿热带下，以带下量多色黄，或黄绿如脓，或赤白相兼，或浑浊如米泔，气味臭秽，阴痒阴肿，伴口苦、尿黄赤、舌红苔黄厚腻、脉滑数为辨证要点。

【临床体会】

（1）苦参、苍术相伍见于《外科正宗》之消风散，加地肤子，取地肤子"利膀胱小便积热""去皮肤中积热，除皮肤外湿痒"之性，共奏清热燥湿、祛风止痒之效。

（2）加减应用：①湿疹者，加白鲜皮、蝉蜕、荆芥；②湿热带下、阴肿阴痒者，加龙胆草、黄柏、蛇床子；③小便不利者，加通草、瞿麦、车前草；④湿困脾胃者，加厚朴、陈皮、茯苓、泽泻、薏苡仁。

（3）阴虚内热者忌用。

【常用剂量】

地肤子9～15g；苍术5～15g；苦参6～15g。

藿香、紫苏、半夏

【配伍功效】

散寒化痰、理气止呕。

【单味功效】

◆ **藿香**

味辛，性微温。归脾、胃、肺经。化湿、止呕、解暑。

- ·化湿——湿阻中焦；本品为芳香化湿浊要药
- ·止呕——湿浊中阻致呕吐
- ·解暑——外感风寒、内伤生冷致暑湿证，湿温病初起、湿热并重

◆ **紫苏**

味辛，性温。归肺、脾经。解表散寒、和胃止呕、理气安胎、解鱼蟹毒。

・解表散寒——外感风寒轻证致咳嗽痰多、气滞胸闷、呕恶者尤宜；发汗之力不如麻黄、桂枝

・行气和胃——脾胃气滞或伴痰凝，见胸闷呕吐、脘痞纳呆

・理气安胎——脾胃气滞致胎动不安、呕恶食少

・解鱼蟹毒——食鱼蟹致呕吐、腹泻、腹痛

◆ 半夏

味辛，性温。有毒。归脾、胃、肺经。燥湿祛痰、降逆止呕、消痞散结，外用消肿止痛。

・燥湿祛痰——湿痰、寒痰证致痰湿咳嗽、痰白质稀，湿痰上犯之头痛眩晕、呕吐痰涎；本品为燥湿化痰、温化寒痰之要药，尤善治脏腑之湿痰

・降逆止呕——各种呕吐，尤宜痰饮或胃寒所致呕吐；为止呕要药

・消痞散结——心下痞、结胸、瘿瘤、痰核、梅核气；本品辛开散结，化痰消痞

・外用消肿止痛——痈疽肿毒、毒蛇咬伤

【配伍分析】

半夏	辛温性燥烈，偏燥湿和胃，功善和胃降逆止呕	味辛，性温，入脾、胃经，芳化湿浊、醒脾和胃、疏解表邪、温脾燥湿、理气降逆、和胃止呕
紫苏	发表散寒、行气宽中；外开皮毛通腠理入肺经；内开胸膈化湿浊入脾胃	
藿香	辛散风寒、芳化湿浊，悦脾和中、辟秽止呕，解暑发表、化湿和中、醒脾开胃	

【主治病症】

（1）寒湿困脾，或脾胃虚寒、湿浊留滞，以脘痞胸闷、腹胀纳呆、恶心呕吐、泛吐清涎、腹泻便溏、苔白腻为辨证要点。

（2）外感表证兼湿阻中焦，以胸闷纳呆、呕恶欲吐、恶寒发热、头目昏蒙、倦怠乏力、头痛、周身酸楚为辨证要点。

【临床体会】

（1）本组角药见于《太平惠民和剂局方》之藿香正气散，为化湿解

表和中之方剂。

（2）加减应用：①寒湿困脾者，加苍术、厚朴、白芷；②湿郁化热者，加黄连、竹茹、滑石、茵陈；③妊娠呕吐者，加砂仁；④脾胃虚弱者，加党参、白术。

（3）姜半夏长于降逆止呕，法半夏长于燥湿且温性较弱，半夏曲则有化痰消食之功，竹沥半夏能清化热痰。

（4）阴虚津伤、血证者忌服，孕妇慎用。

【常用剂量】

藿香6～10g；紫苏6～10g；半夏6～15g。

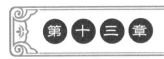 **利水角药**

麻黄、白术、车前草

【配伍功效】

宣肺健脾、利水消肿。

【单味功效】

◆ 麻黄

味辛、微苦，性温。归肺、膀胱经。发汗解表、宣肺平喘、利水消肿。

- ·性辛散，善达肌表，可开腠理、散风寒——外感风寒表实证之要药
- ·温宣肺气，复肺司肃降之常，宣肺平喘——各种喘咳实证
- ·散风止痒、散邪透疹——麻疹透发不畅、风疹身痒等
- ·宣肺开腠、温化膀胱——水肿兼有表证者
- ·温散寒邪、舒通经络——风湿痹证、阴疽、痰核等

◆ 白术

味甘、苦，性温。归脾、胃经。健脾益气、燥湿利水、止汗、安胎。

- ·健脾益气、燥湿利水——脾虚水湿内生致食少、便溏或泄泻、痰饮、水肿、带下诸证；为"脾脏补气健脾第一要药"
- ·止汗——脾气虚弱、卫气不固、表虚自汗
- ·安胎——脾虚气弱致胎动不安、脾虚湿浊中阻之妊娠恶阻、脾虚妊娠水肿

◆ 车前草

味甘，性微寒。归肝、肾、肺、小肠经。利水通淋、渗湿止泻、明目、祛痰。

- ·利水通淋——湿热下注膀胱致淋证；水湿停滞、小便不利致水肿；肾虚腰重脚肿；本品甘寒而利，善通利水道，清膀胱热结
- ·渗湿止泻——脾虚湿盛泄泻、暑湿泄泻；本品能利水湿，分清浊而止泻
- ·明目——目赤肿痛、目暗昏花、翳障；本品善清肝热而明目
- ·祛痰——痰热咳嗽；本品入肺经，能清肺化痰止咳

【配伍分析】

麻黄	温宣肺气、开发腠理；助上焦水气宣化，行水消肿	三药合用，肺气宣通、脾气健运、水窍通利、上下相济、利水消肿
白术	健脾益气、燥湿利水；助中焦水湿运化，杜水湿之源	
车前草	甘寒滑利，利水渗湿；助下焦水道通利，使邪有所出	

【主治病症】

（1）寒湿滞表，以肢体关节重着疼痛、酸楚、肿胀、屈伸不利，伴疲乏身重、畏寒肢冷、舌淡胖苔白腻、脉濡缓为辨证要点。

（2）外邪袭肺、肺气郁闭、水道不通，以发热恶风、头面四肢水肿，兼有胸闷气喘、咳嗽痰多为辨证要点。

【临床体会】

（1）麻黄与白术同用，见于《金匮要略》之越婢加术汤，用于治疗皮水。加车前草利尿，可谓点睛之笔。

（2）加减应用：①利水消肿，加猪苓、茯苓、泽泻；②清热祛湿，加茵陈、滑石、通草；③健脾益气，加人参、淮山药、茯苓、陈皮、薏苡仁；④补肾温阳，加肉桂、桂枝、牛膝、附子。

（3）表虚有汗、阴虚者不宜用。

【常用剂量】

麻黄 6～9g；白术 10～15g；车前草 10～15g。

泽兰、当归、王不留行

【配伍功效】

活血散瘀、利水消肿。

【单味功效】

◆ **泽兰**

味苦、辛，性微温。归肝、脾经。活血调经、祛瘀消痈、利水消肿。

· 活血调经——血瘀经闭、痛经、产后瘀滞腹痛；本品为经产血瘀证的常用药

· 活血祛瘀、消肿止痛——跌打损伤、瘀肿疼痛、疮痈肿毒

· 利水消肿——水肿、腹水；对瘀血阻滞、水瘀互结之水肿尤为适宜

◆ **当归**

味甘、辛，性温。归肝、心、脾经。补血调经、活血止痛、润肠通便。

· 补血——血虚诸证；本品甘温质润，长于补血，为补血之圣药

· 调经——血虚或血虚兼有瘀滞的月经不调、痛经、闭经等；本品为补血要药

· 活血止痛——虚寒性腹痛、痈疽疮疡、脱疽溃烂、跌打损伤、风寒痹痛；本品辛行温通，为活血行气要药

· 润肠——血虚肠燥便秘

◆ **王不留行**

味苦，性平。归肝、胃经。活血通经、下乳消痈、利尿通淋。

· 活血通经——血瘀经闭、痛经、妇人难产、胎死腹中

· 下乳消痈——产后乳汁不下、乳痈肿痛

· 利尿通淋——热淋、血淋、石淋

【配伍分析】

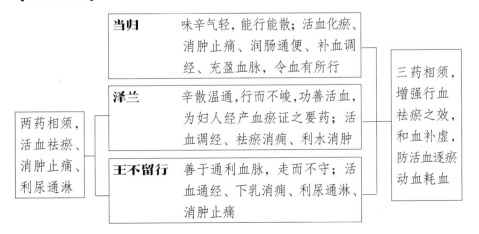

【主治病症】

（1）瘀血留滞冲任胞宫，以月经不调，闭经，痛经，小腹疼痛、痛有定处、疼痛剧烈，月经排出不畅、色暗、有血块，舌质暗，脉涩为辨证要点。

（2）产后恶露不下或恶露不尽、瘀阻腹痛，以恶露量少或淋漓不尽、色紫暗有血块、腹胀满疼痛明显甚者拒按、舌质暗、脉涩为辨证要点。

（3）跌打损伤致瘀血肿痛。

（4）热结膀胱，损伤血络或湿热煎熬成砂石，阻滞气血，损伤尿道，致血淋、热淋、石淋、尿血。

【临床体会】

（1）当归、泽兰、牛膝相伍，见于《医学心悟》之泽兰汤，以活血调经为主，以王不留行易牛膝，其性走窜，则本组角药通经之力更强。

（2）加减应用：①活血祛瘀，常配伍红花、桃仁、丹参；②健脾利水，常配伍白术、茯苓、防己、车前草、益母草；③理气活血，常配伍郁金、延胡索、枳壳、香附。

（3）孕妇慎用王不留行。

（4）血虚及无瘀滞者慎用泽兰。

【常用剂量】

泽兰 10～15g；当归 6～15g；王不留行 5～10g。

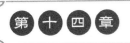 **祛痰角药**

桑叶、枇杷叶、苦杏仁

【配伍功效】

清热化痰、清肺止咳。

【单味功效】

◆ 桑叶

味甘、苦，性寒。归肺、肝经。疏散风热、清肺止咳、平肝明目。

- ·疏散风热——外感风热或温病初起致头痛发热、咽痒咳嗽、目赤
- ·清肺润燥——肺热燥咳
- ·平肝明目——肝火或风热致目赤涩痛、多泪、头痛、头晕等
- ·凉血止血——血热妄行致咯血、吐血、衄血

◆ 枇杷叶

味苦，性微寒。归肺、胃经。清肺化痰止咳、降逆止呕。

- ·清肺化痰止咳——肺热咳嗽、气逆喘急；本品味苦能降，性寒能清，可清降肺气
- ·降逆止呕——胃热呕吐、哕逆；本品清胃热、降胃气而止呕吐、呃逆

◆ 苦杏仁

味苦，性微温。有小毒。归肺、大肠经。止咳平喘、润肠通便。

- ·止咳平喘——风寒、风热、燥热、肺热致咳嗽气喘
- ·润肠通便——肠燥便秘；本品质润多脂，味苦而下气，可润肠通便
- ·杀虫止痒——外用，可治蛲虫病、外阴瘙痒

【配伍分析】

桑叶	轻清疏散，宣肺止咳，解在表之风热；甘寒益阴，凉润肺燥
枇杷叶	苦泄能降，性寒能清；清肺热、降肺气、化痰止咳
苦杏仁	味苦而降，疏利开通、宣降肺气、止咳平喘

三药相须，散风热、清肺热、降肺气，共奏疏风清热止咳化痰之功

【主治病症】

（1）外感风热或风温初起，以咳嗽、身热不甚、口微渴、舌苔薄白、脉浮数为辨证要点。

（2）肺热咳喘，以咳嗽痰黄而黏、不易咳出、气逆喘急、咽干、口干喜饮、舌红苔薄黄或黄腻、脉数为辨证要点。

（3）燥热伤肺，以干咳少痰、咳痰不爽、咽痒、口干、舌红苔干、脉数为辨证要点。

【临床体会】

（1）本组角药见于《医门法律》之清燥救肺汤，方中尚有石膏、甘草、胡麻仁、阿胶、人参、麦冬，为清燥润肺、养阴益气之方剂。

（2）加减应用：①风温初起，咳嗽者，加桔梗、连翘、薄荷；②邪热在气分者，加石膏、知母；③热入营血者，加玄参、生地黄、牡丹皮；④肺热甚者，加黄芩、栀子；⑤口渴者，加天花粉、玉竹。

（3）寒痰者慎用。

（4）枇杷叶、桑叶止咳宜炙用。

（5）苦杏仁有小毒，不可过量使用（一般不大于 10g）。

【常用剂量】

桑叶 6～10g；苦杏仁 6～10g；枇杷叶 6～10g。

紫苏子、莱菔子、葶苈子

【配伍功效】

降气平喘、止咳化痰。

【单味功效】

◆ 紫苏子

味辛，性温。归肺、大肠经。降气化痰、止咳平喘、润肠通便。

·降气化痰、止咳平喘——痰壅气逆致咳嗽气喘、痰多胸痞；上盛下虚致久咳痰喘

·润肠通便——肠燥便秘；本品富含油脂，能润燥滑肠，又能降泄肺气以助大肠传导

◆ 莱菔子

味辛、甘，性平。归肺、脾、胃经。消食除胀、降气化痰。

·消食除胀——食积气滞证；本品味辛行散，消食化积之中，尤善行气消胀

·降气化痰——咳喘痰多、胸闷食少

◆ 葶苈子

味苦、辛，性大寒。归肺、膀胱经。泄肺平喘、利水消肿。

·泄肺平喘——痰涎壅盛，喘息不得平卧；本品苦降辛散，性寒清热，专泄肺中水饮及痰火而平喘咳

·利水消肿——水肿、悬饮、胸腹积水、小便不利；本品泄肺气之壅闭而通调水道，利水消肿

【配伍分析】

一开一降，肺开水自通调，气降喘咳自平，水行气机调畅

葶苈子	辛开苦泄，性大寒清热；泄肺中水饮及痰火而平喘咳
紫苏子	辛温质润，性主疏泄；善开肺郁，降气化痰、止咳平喘、润肠通便
莱菔子	辛散行降，入肺经；化痰止咳、降气平喘、消食导滞

皆入肺经，辛散行降，葶苈子泄肺化痰，莱菔子消食化痰，紫苏子降气化痰，异类相使，化痰降气、平喘止咳

【主治病症】

痰浊壅肺，以咳嗽气喘、痰涎壅塞、胸膺胀满、不得平卧、面目浮肿、舌淡苔白腻、脉滑为辨证要点。

【临床体会】

（1）紫苏子、莱菔子相伍见于《韩氏医通》之三子养亲汤，加葶苈子，则泄肺逐水化痰饮之效果增强，对于痰饮内盛者尤宜。

（2）加减应用：①温化寒痰，常配伍白芥子；②宣肺化痰，常配伍桔梗、苦杏仁、枇杷叶；③清肺化痰，常配伍黄芩、桑白皮、浙贝母；④理气化痰，常配伍陈皮、瓜蒌；⑤燥湿化痰，常配伍厚朴、半夏。

（3）本组角药降泻力强，凡肺脾气虚、中气不升者，宜慎用。

（4）莱菔子炒用消食下气化痰。

（5）肺虚喘咳、脾虚肿满者忌服葶苈子。

【常用剂量】

紫苏子6～10g；莱菔子6～10g；葶苈子5～10g。

竹茹、枳壳、瓜蒌

【配伍功效】

止咳化痰、清热宽胸。

【单味功效】

◆ **竹茹**

味甘，性微寒。归肺、胃经。清热化痰、除烦止呕。

· 清热化痰——痰热、肺热咳嗽，痰热心烦不寐；本品甘寒性润，善清化热痰

· 除烦止呕——胃热呕吐、妊娠恶阻；本品能清热降逆止呕，为治热性呕逆之要药

· 凉血止血——吐血、衄血、崩漏

◆ **枳壳**

味苦、酸，性微寒。归肺、脾、肝、胃、大肠经。破气除痞、化痰消积。

- · 破气除痞——食积不化、脘腹胀满、嗳腐气臭；热结便秘、腹痞胀满；湿热泻痢、里急后重
- · 化痰消积——胸阳不振、痰阻胸痹，痰热结胸，心下痞满、食欲不振

◆ **瓜蒌**

味甘、微苦，性寒。归肺、胃、大肠经。清热化痰、宽中散结、消肿疗痈、润肠通便。

- · 清热化痰——痰热咳嗽、痰黄、质稠难咳、胸膈痞满；本品甘寒，善清肺热、化热痰；燥热伤肺、干咳无痰或痰少质黏、咳吐不利；本品润肺燥而化燥痰
- · 利气宽胸——胸阳不通、痰气互结致胸痹，痰热结胸；本品利气开郁，导痰浊宽胸
- · 散结消痈——肺痈、乳痈、肠痈等；本品清热散结消肿，常配清热解毒药以治痈
- · 润肠通便——用于肠燥便秘；瓜蒌仁润燥滑肠

【配伍分析】

竹茹	入肺经，性寒而降，专清热痰，味甘滋阴，又能润燥化痰	三药相须，清肺热、化燥痰、行气宽中
枳壳	味苦，微寒，主入脾、肺而理气；破气除痞、化痰消积	
瓜蒌	甘寒清润，主入肺经；善清肺热、润肺燥、涤痰宽胸通下	

【主治病症】

（1）痰热阻肺，以咳嗽痰黄、质稠难咳、胸膈痞满、舌红苔黄腻、脉滑数为辨证要点。

（2）痰热结胸，以胸膈痞满、按之则痛、胸中烦闷、舌红苔黄腻、脉滑数为辨证要点。

【临床体会】

（1）枳实、瓜蒌、黄连相伍见于《温病条辨》之小陷胸加枳实汤，因黄连苦寒，易伤胃气，可用竹茹清热化痰以易之；且常喜用枳壳易枳实，因枳壳药力更加缓和，攻邪不伤正。

（2）《丹溪心法》云："善治痰者，不治痰而治气。气顺则一身之津液亦随气而顺矣。"故治疗痰热结胸，可加用理气药；同时，加健脾药杜生痰之源，加化瘀药以散痰瘀之结。

（3）加减应用：①清化痰热，加黄连、半夏、胆南星；②清热宣肺，加黄芩、苦杏仁；③健脾化痰湿，加黄芪、白术、茯苓、陈皮；④通下泻热，加大黄；⑤活血理气，加郁金、丹参。

（4）脾虚便溏、寒痰者慎用。

（5）竹茹生用清化痰热，姜汁炙长于止呕。

（6）瓜蒌反乌头。

【常用剂量】

竹茹 6 ～ 10g；全瓜蒌 10 ～ 30g，瓜蒌皮 6 ～ 12g，瓜蒌仁 10 ～ 15g；枳壳 6 ～ 12g。

瓜蒌、半夏、浙贝母

【配伍功效】

清热化痰、宽中理气。

【单味功效】

◆ **瓜蒌**

味甘、微苦，性寒。归肺、胃、大肠经。清热化痰、宽中散结、消肿疗痈、润肠通便。

· 清热化痰——痰热咳嗽、痰黄、质稠难咳、胸膈痞满；本品甘寒，善清肺热，化热痰；燥热伤肺、干咳无痰或痰少质黏、咳吐不利；本品润肺燥而化燥痰

· 利气宽胸——胸阳不通、痰气互结致胸痹，痰热结胸；本品利气开郁、导痰浊宽胸

· 散结消痈——肺痈、乳痈、肠痈等；本品清热散结消肿，常配清热解毒药以治痈

· 润肠通便——用于肠燥便秘；瓜蒌仁润燥滑肠

◆ 半夏

味辛，性温。有毒。归脾、胃、肺经。燥湿祛痰、降逆止呕、消痞散结、外用消肿止痛。

· 燥湿祛痰——湿痰、寒痰证致痰湿咳嗽、痰白质稀；湿痰上犯致头痛眩晕、呕吐痰涎；本品为燥湿化痰、温化寒痰之要药，尤善治脏腑之湿痰

· 降逆止呕——各种呕吐，尤宜痰饮或胃寒所致呕吐；本品为止呕要药

· 消痞散结——心下痞、结胸、梅核气、瘿瘤、痰核；本品辛开散结，化痰消痞

· 外用消肿止痛——痈疽肿毒及毒蛇咬伤

◆ 浙贝母

味苦，性寒。归肺、心经。清热化痰、散结消痈。

· 清热化痰——风热咳嗽及痰热郁肺之咳嗽；本品长于清化热痰、降泄肺气

· 散结消痈——痰火瘰疬结核、瘿瘤、乳痈疮毒、肺痈咳吐脓血

【配伍分析】

瓜蒌	甘寒清润，主入肺经；善清肺热、润肺燥；清化热痰、宽胸散结通下	三药相须相使，有清有散、有燥有润，清肺热、化痰结、宽胸消痞，寒热相制，无偏热偏凉之弊
半夏	辛温燥烈；燥湿化痰、消痞散结、降逆止呕，外用消肿止痛	
浙贝母	苦寒，开泄力胜；宣肺化痰、清火消痈、开郁散结	

【主治病症】

（1）痰热阻肺，以咳嗽痰黄、质稠难咳、胸膈痞满、舌红苔黄腻、脉滑数为辨证要点。

（2）痰热结胸，以胸膈痞满、按之则痛、胸中烦闷、舌红苔黄腻、脉滑数为辨证要点。

【临床体会】

（1）瓜蒌、半夏相伍见于《伤寒论》之小陷胸汤，因黄连苦寒，易伤胃气，可用浙贝母清热化痰散结代替之。

（2）《丹溪心法》云："善治痰者，不治痰而治气。气顺则一身之津液亦随气而顺矣。"故治疗痰热结胸，常加用理气药；同时，加健脾药杜生痰之源，加化瘀药以散痰瘀之结。

（3）加减应用：①若痰热过于盛者，加黄连、胆南星；②肺热甚者，加黄芩、蝉蜕、苦杏仁；③气虚者，加茯苓、陈皮、紫苏；④热结便秘者，加大黄；⑤血瘀者，加郁金、丹参。

（4）寒痰者不宜使用。

（5）半夏有毒，剂量过大（30～90g）或生品内服0.1～2.4g可致中毒，故内服一般制用，法半夏长于燥湿，姜半夏长于降逆止呕，清半夏长于化痰，半夏曲长于消食化痰，竹沥半夏长于清热化痰。半夏反乌头。

（6）瓜蒌反乌头。

【常用剂量】

半夏6～15g；全瓜蒌10～30g，瓜蒌皮6～12g，瓜蒌仁10～15g，打碎煎；浙贝母6～10g。

郁金、瓜蒌、白术

【配伍功效】

行气开胸、健脾化痰。

【单味功效】

◆ 郁金

味辛、苦，性寒。归肝、胆、心经。活血止痛、行气解郁、清心凉血、利胆退黄。

- ·活血止痛——气滞血瘀致胸痛、胁痛、腹痛、癥瘕痞块
- ·清心热——热病神昏，癫痫痰闭
- ·凉血降气止血——吐血、衄血、倒经、尿血、血淋
- ·利胆退黄——肝胆湿热黄疸、胆石症

◆ 瓜蒌

味甘、微苦，性寒。归肺、胃、大肠经。清热化痰、宽中散结、消肿疗痈、润肠通便。

- ·清热化痰——痰热咳嗽、痰黄、质稠难咳、胸膈痞满；本品甘寒，善清肺热、化热痰；燥热伤肺、干咳无痰或痰少质黏、咳吐不利；本品润肺燥而化燥痰
- ·利气宽胸——胸阳不通、痰气互结致胸痹，痰热结胸；本品利气开郁，导痰浊宽胸
- ·散结消痈——肺痈、乳痈、肠痈等；本品清热散结消肿，常配清热解毒药以治痈
- ·润肠通便——用于肠燥便秘；瓜蒌仁润燥滑肠

◆ 白术

味甘、苦，性温。归脾、胃经。健脾益气、燥湿利水、止汗、安胎。

- ·健脾益气、燥湿利水——脾虚水湿内生致食少、便溏或泄泻、痰饮、水肿、带下诸证；为"补气健脾第一要药"

- ·止汗——脾气虚弱、卫气不固、表虚自汗
- ·安胎——脾虚气弱致胎动不安、脾虚湿浊中阻致妊娠恶阻、脾虚妊娠水肿

【配伍分析】

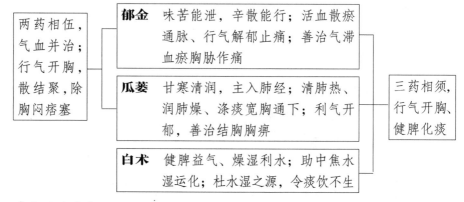

两药相伍，气血并治；行气开胸，散结聚，除胸闷痞塞

郁金 味苦能泄，辛散能行；活血散瘀通脉、行气解郁止痛；善治气滞血瘀胸胁作痛

瓜蒌 甘寒清润，主入肺经；清肺热、润肺燥、涤痰宽胸通下；利气开郁，善治结胸胸痹

白术 健脾益气、燥湿利水；助中焦水湿运化；杜水湿之源，令痰饮不生

三药相须，行气开胸、健脾化痰

【主治病症】

脾虚痰凝结聚胸中致胸痹心痛，以胸闷、痞塞不舒、隐隐作痛、时作时休、动则气促、自汗心悸、神疲乏力、声低气短、舌淡苔薄边有齿痕、脉濡弱或结代为辨证要点。

【临床体会】

（1）本组角药源于《中国中医秘方大全》之参芪十九汤，方中除此角药外尚有党参、黄芪、当归、川芎、丹参、酸枣仁、龙眼肉、远志、柏子仁、薤白、大枣、枳壳、厚朴、茯神、茯苓、炙甘草，为补益心气、通阳活血之剂。本组角药用于治疗因脾虚气滞、聚津成痰、痰浊中阻、气结在胸所致的胸痹心痛轻证，可行气开胸、健脾化痰。

（2）加减应用：①痰浊蒙蔽心窍者，常配伍石菖蒲、远志；②清化痰热，常配伍黄连、胆南星；③清热宣肺，常配伍黄芩、苦杏仁；④通下泻热，常配伍大黄；⑤健脾化痰湿，常配伍黄芪、党参、茯苓；⑥理气化痰湿，常配伍厚朴、陈皮；⑦疏肝理气，常配伍青皮、柴胡、香附；⑧活血化瘀，常配伍川芎、当归、丹参；⑨养心安神，常配伍酸枣仁、茯神、柏子仁；⑩胸痹重证、血瘀寒盛者，常配伍桂枝、薤白。

（3）郁金畏丁香。

（4）瓜蒌反乌头。

【常用剂量】

郁金5～12g；全瓜蒌10～30g，瓜蒌皮6～12g，瓜蒌仁10～15g，

打碎煎；白术 6 ～ 18g。

竹茹、胆南星、瓜蒌

【配伍功效】

清热化痰、定惊通窍。

【单味功效】

◆ 竹茹

味甘，性微寒。归肺、胃经。清热化痰、除烦止呕。

- 清热化痰——痰热、肺热咳嗽，痰热心烦不寐；本品甘寒性润，善清化热痰
- 除烦止呕——胃热呕吐、妊娠恶阻；本品能清热降逆止呕，为治热性呕逆之要药
- 凉血止血——吐血、衄血、崩漏

◆ 胆南星

味苦、微辛，性凉。归肝、胆经。清热化痰、息风定惊。

- 燥湿化痰、祛风通络——中风痰迷、癫狂惊痫、头风眩晕
- 清热化痰、息风定惊——痰热咳嗽、咳痰黄稠、痰火喘咳

◆ 瓜蒌

味甘、微苦，性寒。归肺、胃、大肠经。清热化痰、宽中散结、消肿疗痈、润肠通便。

- 清热化痰——痰热咳嗽、痰黄、质稠难咳、胸膈痞满；本品甘寒，善清肺热、化热痰；燥热伤肺、干咳无痰或痰少质黏、咳吐不利；本品润肺燥而化燥痰
- 利气宽胸——胸阳不通、痰气互结致胸痹，痰热结胸；本品利气开郁，导痰浊宽胸
- 散结消痈——肺痈、乳痈、肠痈等；本品清热散结消肿，常配清热解毒药以治痈
- 润肠通便——肠燥便秘；瓜蒌仁润燥滑肠

【配伍分析】

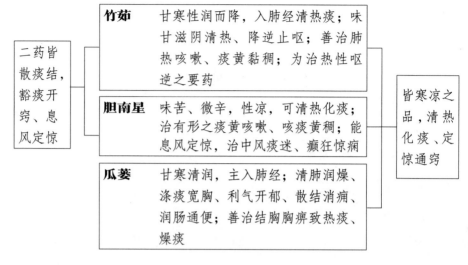

【主治病症】

（1）肺热咳喘，以咳嗽喘促、痰黄黏稠、口干尿赤、舌红苔黄、脉滑数为辨证要点。

（2）热盛动风、痰热蒙蔽心窍，以神昏谵语、高热抽搐、痰盛气粗、便秘尿赤、舌红苔黄腻、脉滑数为辨证要点。

（3）中风痰迷、痰蒙心窍，以神昏不省、舌强不语、肢体瘫软、痰涎壅盛、舌暗苔白、脉滑为辨证要点。

【临床体会】

（1）胆南星、瓜蒌相伍见于《医方考》之清气化痰丸，伍以竹茹，加强清热豁痰、开窍定惊之功。

（2）加减应用：①痰黏难咳者，常配伍浙贝母、天花粉、桔梗；②热盛便结者，常配伍大黄、枳实；③气虚痰多者，常配伍茯苓、半夏、陈皮；④神昏惊厥者，常配伍石菖蒲、天麻、僵蚕。

（3）竹茹生用清化痰热，姜汁炙长于止呕。

（4）瓜蒌反乌头。

【常用剂量】

胆南星 1.5～6g；竹茹 6～10g；全瓜蒌 10～30g，瓜蒌皮 6～12g，

瓜蒌仁 10～15g。

郁金、瓜蒌、半夏

【配伍功效】

行气开胸、化瘀祛痰。

【单味功效】

◆ **郁金**

味辛、苦，性寒。归肝、胆、心经。活血止痛、行气解郁、清心凉血、利胆退黄。

- ·活血止痛——气滞血瘀致胸痛、胁痛、腹痛、癥瘕痞块
- ·清心热——热病神昏、癫痫痰闭
- ·凉血降气止血——吐血、衄血、倒经、尿血、血淋
- ·利胆退黄——肝胆湿热黄疸、胆石症

◆ **瓜蒌**

味甘、微苦，性寒。归肺、胃、大肠经。清热化痰，宽中散结，消肿疗痈，润肠通便。

- ·清热化痰——痰热咳嗽、痰黄、质稠难咳、胸膈痞满；本品甘寒，善清肺热、化热痰；燥热伤肺、干咳无痰或痰少质黏、咳吐不利；本品润肺燥而化燥痰
- ·利气宽胸——胸阳不通、痰气互结致胸痹，痰热结胸；本品利气开郁，导痰浊宽胸
- ·散结消痈——肺痈、乳痈、肠痈等；本品清热散结消肿，常配清热解毒药以治痈
- ·润肠通便——用于肠燥便秘；瓜蒌仁润燥滑肠

◆ **半夏**

味辛，性温。有毒。归脾、胃、肺经。燥湿祛痰、降逆止呕、消痞散结，外用消肿止痛。

·燥湿祛痰——湿痰，寒痰证致痰湿咳嗽、痰白质稀，湿痰上犯之头痛眩晕、呕吐痰涎；本品为燥湿化痰、温化寒痰之要药，尤善治脏腑之湿痰

·降逆止呕——各种呕吐，尤宜痰饮或胃寒所致呕吐；为止呕要药

·消痞散结——心下痞、结胸、瘿瘤、痰核、梅核气；本品辛开散结，化痰消痞

·外用消肿止痛——痈疽肿毒、毒蛇咬伤

【配伍分析】

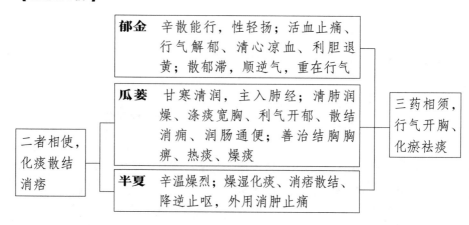

【主治病症】

（1）痰热互结、气郁不通，以胸脘痞闷、按之则痛、咳痰黄稠、舌红苔黄腻、脉滑数为辨证要点。

（2）痰浊壅塞胸膈、胸阳痹阻致胸痹心痛，以胸痛不得卧、疼痛彻背为辨证要点。

【临床体会】

（1）瓜蒌、半夏相伍见于《金匮要略》之瓜蒌薤白半夏汤，"津血同源"，痰浊内阻，气滞不行，易成瘀血。故取启膈散之意，改薤白为郁金，以加强行气化痰散瘀之效。故本组角药亦常用于治疗胸痹心痛。

（2）胸痹心痛是由于痰浊、瘀血或痰瘀互结留踞胸中，郁阻脉络而致胸闷痛，胸膺、背、肩胛间区，两臂内痛，短气等。治疗以消散胸中之痰瘀结聚，使气血能行，则心胸痞塞闷痛诸症自失。

（3）加减应用：①胸痹血瘀寒盛者，常配伍桂枝、薤白、丹参，

以通阳散结化瘀、祛痰下气；②痰浊蒙蔽心窍者，常配伍石菖蒲、远志；③清化痰热，常配伍黄连、胆南星；④清热宣肺，常配伍黄芩、蝉蜕、苦杏仁；⑤通下泻热，常配伍大黄；⑥健脾理气，常配伍茯苓、陈皮、紫苏；⑦疏肝理气，常配伍木香、青皮、柴胡、香附。

（4）半夏有毒，剂量过大（30～90g）或生品内服0.1～2.4g可致中毒，故内服一般制用，法半夏长于燥湿，姜半夏长于降逆止呕，清半夏长于化痰，半夏曲长于消食化痰，竹沥半夏长于清热化痰。半夏反乌头。

（5）瓜蒌反乌头。

（6）郁金畏丁香。

【常用剂量】

半夏6～15g；全瓜蒌10～30g，瓜蒌皮6～12g，瓜蒌仁10～15g，打碎煎；郁金6～12g。

黄连、陈皮、半夏

【配伍功效】

降逆和胃、清热化痰。

【单味功效】

◆ 黄连

味苦，性寒。归心、脾、胃、胆、大肠经。清热泻火、燥湿解毒、医疮。

·清热燥湿——湿热痞满、胃热呕吐、肝火犯胃致呕吐吞酸，湿热泻痢。本品善清中焦湿热，善去脾胃大肠湿热，为治泻痢要药

·泻火解毒——高热神昏、心烦不寐、血热吐衄，痈疽疔毒，目赤牙痛、胃火炽盛、消谷善饥致消渴；本品善泻心经实火，善清胃火而治消渴，善疗疔毒，外用治湿疹、湿疮、耳道流脓

◆ **陈皮**

味辛、苦，性温。归脾、肺经。理气健脾、燥湿化痰。

- ·理气健脾——脾胃气滞证；呕吐、呃逆证；本品辛行温通，苦温而燥，善疏理气机、条畅中焦，使升降有序，寒湿阻中之气滞者尤宜
- ·燥湿化痰——湿痰、寒痰咳嗽；本品为治痰之要药
- ·行气通痹止痛——胸痹

◆ **半夏**

味辛，性温。有毒。归脾、胃、肺经。燥湿祛痰、降逆止呕、消痞散结，外用消肿止痛。

- ·燥湿祛痰——湿痰、寒痰证致痰湿咳嗽、痰白质稀，湿痰上犯致头痛眩晕、呕吐痰涎；本品为燥湿化痰、温化寒痰之要药，尤善治脏腑之湿痰

- ·降逆止呕——各种呕吐，尤宜痰饮或胃寒所致呕吐；本品为止呕要药
- ·消痞散结——心下痞、结胸、瘿瘤、痰核、梅核气。本品辛开散结，化痰消痞

- ·外用消肿止痛——痈疽肿毒及毒蛇咬伤

【配伍分析】

半夏得陈皮，气顺痰消，助化痰湿；陈皮得半夏，痰除气自下，助理气和胃	**黄连** 苦寒降泄；清泻胃热而燥湿；开中焦气分之热结	三药配合，助燥湿化痰，寒热互用，和其阴阳，辛开苦降，调其升降，消湿热之痞，化痰浊之结，使中焦得和诸症自愈
	半夏 辛温燥烈，燥湿化痰、消痞散结、降逆止呕；善治痰湿阻滞、胸闷、呕恶	
	陈皮 辛行温通，芳香醒脾，主入脾经；行气止痛、健脾和中；主治脾胃气滞及痰湿壅滞	

【主治病症】

（1）痰热蕴肺，以咳嗽痰多、痰黄黏稠、胸脘满闷、喘息气粗、身热、舌红苔黄或黄腻、脉滑数为辨证要点。

（2）痰火互结、阻滞中焦、气机失畅，以心下痞满、恶心呕吐、按

之作痛、舌红苔黄或黄腻、脉滑数为辨证要点。

（3）暑湿热盛，以腹满欲吐、烦躁不寐、身热、汗出不畅、口苦、舌苔黄腻、脉濡滑为辨证要点。

（4）胃热呕吐，以胃中嘈杂、恶心、呕吐酸苦黄水、口苦、口渴引饮、齿痛龈肿、大便秘结、舌红苔黄、脉数为辨证要点。

【临床体会】

（1）本组角药见于《温热经纬》之黄连竹茹橘皮半夏汤，尤常用于呕吐、呃逆属于胃热上逆者。

（2）加减应用：①清热止呕，常配伍竹茹、黄芩或栀子；②健脾化痰止呕，常配伍茯苓、紫苏；③兼见腑气不通，常配伍瓜蒌、大黄通腑化痰泻热。

（3）黄连苦寒伤胃，脾胃虚寒者不宜使用。

（4）半夏有毒，剂量过大（30～90g）或生品内服0.1～2.4g可致中毒，故内服一般制用，法半夏长于燥湿，姜半夏长于降逆止呕，清半夏长于化痰，半夏曲长于消食化痰，竹沥半夏长于清热化痰。半夏反乌头。

【常用剂量】

黄连3～6g；竹茹10～15g；半夏9～15g。

天南星、竹茹、石菖蒲

【配伍功效】

清热化痰、祛风开窍。

【单味功效】

◆ 天南星

味苦、辛，性温。有毒。归肺、肝、脾经。燥湿化痰、祛风解痉，外用散结消肿。

- ·燥湿化痰——湿痰证、寒痰证
- ·祛风痰、止痉厥——风痰眩晕、中风、癫痫、破伤风
- ·外用消肿散结止痛——痈疽肿痛、蛇虫咬伤

◆ 竹茹

味甘，性微寒。归肺、胃经。清热化痰、除烦止呕。

- ·清热化痰——痰热咳嗽、肺热咳嗽、痰热心烦不寐；本品甘寒性润，善清化热痰
- ·除烦止呕——胃热呕吐、妊娠恶阻；本品能清热降逆止呕，为治热性呕逆之要药
- ·凉血止血——吐血、衄血、崩漏

◆ 石菖蒲

味辛、苦，性温。归心、胃经。开窍醒神、化湿和胃、宁神益志。

- ·开窍醒神——痰蒙清窍、神志昏迷；本品开窍醒神之功，兼具化湿、豁痰、辟秽
- ·化湿和胃——湿阻中焦致脘腹痞满、胀闷疼痛、噤口痢
- ·宁神益志、聪耳明目——健忘、失眠、耳鸣、耳聋

【配伍分析】

	天南星 辛苦温燥，开泄走窜，祛痰力强；专走经络，善祛风痰止痉挛；偏于祛经络中的风痰，平肝息风；宜风痰壅盛、闭阻经络、清阳不升	
天南星善祛风痰，竹茹入络行气血，助天南星入络，祛风痰	竹茹 甘寒而润，清化无形之痰；入肺经清热痰、润燥化痰；入心经滑痰利窍、开阴郁、行气血；用于中风痰迷、舌强不能言	三者相伍化无形痰湿，醒神开窍，治中风、痰迷心窍、阻滞经络
石菖蒲重开窍醒神，竹茹入络行气血，助石菖蒲化痰开窍	石菖蒲 辛开苦燥温通；通关开窍、祛痰湿、辟秽浊；善治痰湿秽浊蒙蔽清窍所致神昏；可开心窍、益心智、安心神	

【主治病症】

（1）中风病中脏腑致闭证，以起病骤急、神智昏聩、半身不遂、口舌歪斜、舌强言謇或不语为辨证要点。

（2）中风病风痰留滞经络，以半身不遂、口眼㖞斜、舌强言謇、手足顽麻为辨证要点。

（3）痰热壅肺，以咳喘、咳痰黄稠而量多、胸闷、气喘息粗、喉中痰鸣、烦躁不安、发热口渴、舌红苔黄腻、脉滑数为辨证要点。

【临床体会】

（1）本组角药见于《女科切要》之导痰汤，原用于肥胖妇人不孕之证，亦可用于中风痰迷心窍或痰浊阻滞经络之证。

（2）加减应用：①风痰盛者，常配伍半夏、天麻、全蝎、僵蚕；②风痰留滞经络者，常配伍半夏，川乌、白附子；③理气化痰，常配伍枳实、橘红。

（3）天南星有毒，多制用，阴虚燥痰者及孕妇忌用。

（4）竹茹生用清化痰热，姜汁炙长于止呕。

【常用剂量】

天南星 3 ～ 10g；竹茹 6 ～ 10g；石菖蒲 6 ～ 9g。

郁金、远志、石菖蒲

【配伍功效】

化痰散结、开窍启闭、宁心安神。

【单味功效】

◆ 郁金

味辛、苦，性寒。归肝、胆、心经。活血止痛、行气解郁、清心凉血、利胆退黄。

- ·活血止痛——气滞血瘀致胸痛、胁痛、腹痛、癥瘕痞块
- ·清心热——热病神昏、癫痫痰闭
- ·凉血降气止血——吐血、衄血、倒经、尿血、血淋
- ·利胆退黄——肝胆湿热黄疸、胆石症

◆ **远志**

味苦、辛，性温。归心、肾、肺经。宁心安神、祛痰开窍、消散痈肿。

- ·宁心安神——心肾不交致心神不宁、失眠、惊悸、健忘
- ·祛痰开窍——痰阻心窍致癫痫抽搐、惊风发狂
- ·祛痰止咳——痰多黏稠、咳吐不爽或外感风寒、咳嗽痰多
- ·消散痈肿——痈疽疮毒、乳房肿痛、喉痹；本品辛行苦泄，善疏通气血之壅滞

◆ **石菖蒲**

味辛、苦，性温。归心、胃经。开窍醒神、化湿和胃、宁神益志。

- ·开窍醒神——痰蒙清窍、神志昏迷；本品开窍醒神，兼具化湿、豁痰、辟秽之功
- ·化湿和胃——湿阻中焦致脘腹痞满、胀闷疼痛、噤口痢
- ·宁神益志、聪耳明目——健忘、失眠、耳鸣、耳聋

【**配伍分析**】

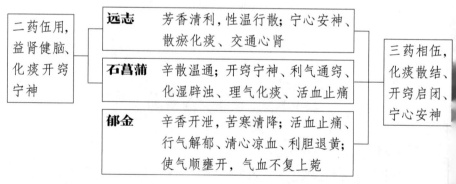

【**主治病症**】

（1）温病热入心包、痰热蒙蔽心窍，以神昏谵语、高热烦躁、惊厥抽搐、面红目赤、舌红苔黄腻、脉滑数为辨证要点。

（2）肝郁气滞、痰火内扰心神，以烦躁易怒、心悸怔忡、失眠多梦、健忘、舌红苔黄腻、脉滑数为辨证要点。

【临床体会】

（1）石菖蒲、远志相伍见于《医学心悟》之安神定志丸，"津血同源"，痰浊内阻，气滞不行，易成瘀血。故取启膈散之意，加用郁金，以行气化痰散瘀。本组角药常用于癫痫、癔症、精神病、脑震荡后遗症等辨证为痰热蒙蔽心窍或痰火扰心者。

（2）加减应用：①痰迷心窍者，常配伍半夏、天南星、橘红；②痰热蒙蔽、高热、神昏谵语者，常配伍半夏、竹沥、枳实、竹茹、黄连；③痰火内扰心神、心悸烦躁者，常配伍茯神、龙齿、朱砂。

（3）郁金畏丁香。

【常用剂量】

石菖蒲 6 ～ 9g；郁金 10 ～ 15g；远志 6 ～ 9g。

丹参、山楂、绞股蓝

【配伍功效】

健脾化痰、活血行气、化瘀散结。

【单味功效】

◆ **丹参**

味苦，性微寒。归心、心包、肝经。活血调经、祛瘀止痛、凉血消痈、除烦安神。

・活血调经——月经不调、闭经、痛经、产后瘀滞腹痛；本品善调经水，为妇科调经要药；祛瘀生新不伤正，对血热瘀滞之证尤宜

・祛瘀止痛——血瘀心痛、脘腹疼痛、癥瘕积聚、跌打损伤及风湿痹证；本品善通行血脉，祛瘀止痛，广泛用于各种瘀血病证

・凉血消痈——热毒瘀阻引起的疮痈肿毒

・除烦安神——热病烦躁神昏及心悸失眠；本品既可清热凉血安神，又可活血养血安神

◆ **山楂**

味酸、甘，性微温。归脾、胃、肝经。消食化积、行气散瘀、止泻止痢。

　　·消食化积——各种饮食积滞，尤为消化油腻肉食积滞之要药

　　·破气消瘀——瘀阻胸腹痛、痛经、疝气痛；本品入肝经，能行气散结、活血祛瘀止痛

　　·止泻止痢——炒用止泻止痢，治疗泻痢腹痛

◆ **绞股蓝**

味甘、苦，性寒。归脾、肺经。益气健脾、化痰止咳、清热解毒。

　　·益气健脾、养阴生津——脾胃气虚、纳食不佳；对脾胃气阴两伤，口渴心烦者尤宜

　　·益肺气、清肺热、化痰止咳——气阴两虚致肺燥咳嗽痰黏；肺虚痰湿内盛致咳嗽痰多

　　·清热解毒——热毒癥瘕

【配伍分析】

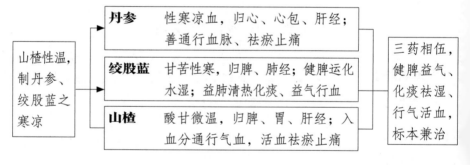

【主治病症】

（1）痰阻于心、心血运行不畅致胸闷、心悸。

（2）痰停于胃、胃失和降致胃脘痞满、恶心呕吐痰涎。

（3）痰浊上扰清空致眩晕、昏冒、头重。

（4）痰在经络筋骨致肢体麻木、半身不遂、阴疽流注。

【临床体会】

（1）本组角药用于治疗高血脂、血液黏稠度高、血糖升高等辨证属于脾虚痰饮内停者。方中尚有：茯苓、黄精、荷叶、苍术、泽泻、陈皮、

淮山药、牡丹皮、何首乌等药物。

（2）本组角药补虚、化痰、活血，标本兼治，有很好的降低血脂、改善循环的作用。加减应用：①健脾化痰湿，常配伍茯苓、白术、淮山药、泽泻；②理气化痰，常配伍枳壳、陈皮；③燥湿化痰，常配伍半夏、厚朴、苍术；④活血化瘀，常配伍益母草、当归、川芎；⑤疏肝理气，常配伍香附、柴胡、延胡索；⑥清热凉血，常配伍牡丹皮、荷叶；⑦补肾益精，常配伍黄精、何首乌。

（3）山楂消食散瘀时多生用、炒用。

（4）丹参活血化瘀宜酒炙用；丹参反藜芦。

（5）胃酸分泌过多者慎用。

【常用剂量】

山楂 10 ～ 15g；丹参 6 ～ 15g；绞股蓝 10 ～ 20g。

黄芩、石韦、丹参

【配伍功效】

清热祛湿、祛瘀止血。

【单味功效】

◆ 黄芩

味苦，性寒。归肺、胆、脾、胃、大肠、小肠经。清热燥湿、泻火解毒、止血、安胎。

- 清热燥湿——湿温、暑湿致胸闷呕恶，湿热痞满，黄疸泻痢
- 泻火解毒——肺热咳嗽痰稠、热毒炽盛致神昏谵语、热毒疮肿致咽喉肿痛；本品善清肺火及上焦实热
  - 止血——血热出血
  - 安胎——胎热不安

◆ **石韦**

味甘、苦，性微寒。归肺、膀胱经。利尿通淋、清肺止咳、凉血止血。

- · 利尿通淋——淋证；利尿通淋，兼可止血，尤宜于血淋
- · 清肺止咳——肺热咳喘
- · 凉血止血——血热出血

◆ **丹参**

味苦，性微寒。归心、心包、肝经。活血调经、祛瘀止痛、凉血消痈、除烦安神。

- · 活血调经——月经不调、闭经、痛经、产后瘀滞腹痛；本品善调经水，为妇科调经要药；祛瘀生新不伤正，对血热瘀滞之证尤宜
- · 祛瘀止痛——血瘀心痛、脘腹疼痛、癥瘕积聚、跌打损伤及风湿痹证；本品善通行血脉、祛瘀止痛，广泛用于各种瘀血病证
- · 凉血消痈——热毒瘀阻引起的疮痈肿毒
- · 除烦安神——热病烦躁神昏及心悸失眠；本品既可清热凉血安神，又可活血养血安神

【配伍分析】

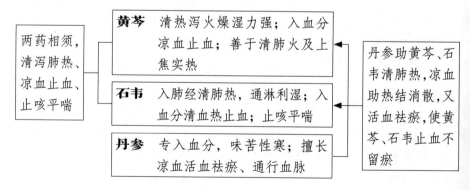

【主治病症】

（1）肺热或痰热壅盛、热伤血络，以咳嗽痰中带血，或咯血鲜红者，伴痰黄黏稠、胸满气急、发热口渴、心烦不寐、舌红苔黄、脉滑数为辨证要点。

（2）热淋、血淋，以尿涩作痛、舌红苔黄、脉滑数为辨证要点。

【临床体会】

（1）黄芩、石韦相伍见于《备急千金要方》之石韦汤，"离经之血，便为瘀血""瘀血不去，新血不生"，加用丹参，凉血助热结消散，活血令血止而不留瘀。

（2）加减应用：①清化痰热，加竹沥、胆南星；②清热宣肺，加浙贝母、苦杏仁；③健脾理气，加茯苓、陈皮、紫苏；④通下泻热，加大黄、瓜蒌；⑤活血理气，加郁金；⑥利尿通淋，加车前草、滑石；⑦凉血止血，加大蓟、小蓟、茜草。

（3）黄芩苦寒伤胃，脾胃虚寒者不宜使用。

（4）丹参活血化瘀宜酒炙用，反藜芦，孕妇慎用。

【常用剂量】

丹参 6～15g；黄芩 3～10g；石韦 10～30g。

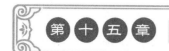

消导角药

神曲、麦芽、谷芽

【配伍功效】

消积化滞、健脾开胃、升发胃气。

【单味功效】

◆ **神曲**

味甘、辛，性温。归脾、胃经。消食、解表、和胃。

- ·消食和胃，辛能解表——善消酒饮食积、外感食滞
- ·缓和药性——糊丸以助消化金石、贝壳类药物

◆ **麦芽**

味甘，性平。归脾、胃、肝经。健胃消食、疏肝回乳。

- ·消食健胃——米面薯芋食滞
- ·回乳消胀——断乳或乳汁郁积致乳房胀痛
- ·疏肝解郁——肝气郁滞或肝胃不和之证

◆ **谷芽**

味甘，性温。归脾、胃经。消食和中、健脾开胃。

- ·消食和中、健脾开胃——米面薯芋食滞证及脾虚食少消化不良，常与麦芽相须为用；本品作用和缓，助消化而不伤胃气

【配伍分析】

神曲消陈腐之积，谷芽化面食之滞，二者除满消胀、消积化滞	**神曲**	辛而不散，甘而不滞，温而不燥；行气消食力较强，善消酒饮食积
	谷芽	消食健胃力较强，略带补益，善消米食
谷芽消米食，麦芽消面食，相须鼓舞胃气、消食开胃	**麦芽**	消食健胃力较强，略带补益，善消面食

【主治病症】

米面薯芋类食滞证及脾虚食少等，以脘腹胀满、食少纳呆、厌食、舌红苔白或腻、脉沉细为辨证要点。

【临床体会】

（1）本组角药见于《辨证录》之止消汤，方中尚有石膏、人参、茯神、玄参、生地黄、知母。

（2）加减应用：①健脾化积，加淮山药、薏苡仁、芡实、山楂、鸡内金等，治疗小儿疳积、小儿厌食等；②消渴者，加石膏、人参、茯神、知母等。

（3）本组角药多为炒用以消食。

【常用剂量】

神曲 9 ～ 12g；麦芽 10 ～ 15g；谷芽 10 ～ 15g。

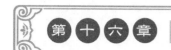

第十六章　驱虫角药

使君子、南瓜子、槟榔

【配伍功效】

杀虫消积、行气健脾。

【单味功效】

◆ 使君子

味甘，性温。归脾、胃经。杀虫消积、健脾消疳。

　·杀虫消积——蛔虫、蛲虫致虫积腹痛、消化不良；本品驱杀蛔虫、滑利通肠，为驱蛔要药

　·健脾消疳——虫积致小儿疳积、腹痛；本品甘温，入脾、胃经，可杀虫健脾消疳

◆ 南瓜子

味甘，性平。归胃、大肠经。杀虫。

　·杀虫——对绦虫效好，对血吸虫、蛔虫亦有疗效；

　本品甘平，杀虫不伤正气；因麻痹虫体而驱虫，与行气通下药同用效佳

◆ 槟榔

味苦，辛，性温。归胃、大肠经。杀虫消积、下气通便、利水消肿。

　·杀虫消积——驱虫谱广，对绦虫、蛔虫、姜片虫、蛲虫、钩虫等均有驱杀作用

　·下气通便——善行胃肠之气，能消积导滞、缓泻通便

　·利水消肿——虫积痰滞、气急喘急、胸腹胀闷、水肿脚气等；本品苦辛芳香，性能开泄，质重而坚，能降气行滞、化湿利水

【配伍分析】

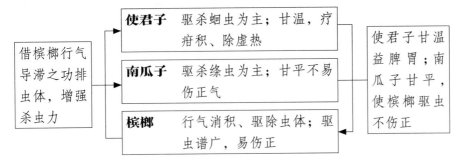

借槟榔行气导滞之功排虫体，增强杀虫力

使君子　驱杀蛔虫为主；甘温，疗疳积、除虚热

南瓜子　驱杀绦虫为主；甘平不易伤正气

槟榔　行气消积、驱除虫体；驱虫谱广，易伤正

使君子甘温益脾胃；南瓜子甘平，使槟榔驱虫不伤正

【主治病症】

常用于蛔虫、蛲虫、绦虫、钩虫等虫积腹痛者。

【临床体会】

（1）使君子、槟榔同用，见于《证治准绳》使君子散，用于治疗蛔虫、蛲虫病，可同时伍以南瓜子，不仅增强驱虫之效，且可杀虫而不伤正气。

（2）蛔虫所致虫积腹痛为最常见疾病。蛔虫得辛则伏，得苦而下。故以苦楝皮、槟榔辛苦之品，驱虫消积。临床常加用乌梅，使蛔虫得酸则静；同时加用大黄、黄芩苦寒泻下，导出虫体。

（3）加减应用：①便秘者，配泻下药；②积滞者，配消积导滞药；③脾虚者，配健脾药；④体虚者，先补后攻，或攻补兼施。

（4）临床使用要点为：腹痛时作，目有蛔虫斑点，粪便镜检发现蛔虫卵。

（5）使用注意：①宜空腹时服用，使药物充分作用于虫体而保证疗效；②严格按照用量、用法使用；③孕妇及老弱患者当慎用；④发热或腹痛剧烈者，暂时不宜驱虫。

（6）大量服用使君子可致呃逆、眩晕、呕吐、腹泻等反应。若与热茶同服，亦能引起呃逆、腹泻，故服用时当忌饮茶。

（7）本组角药可炒香嚼服。

【常用剂量】

使君子 10 ～ 15g；槟榔 6 ～ 15g；南瓜子 60 ～ 120g。

附　录

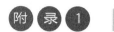 **常见病角药应用指南**

肺系病证

● 感冒

苍耳子、白芷、细辛（风寒）/9

苍耳子、白芷、辛夷（风寒）/11

藁本、羌活、白芷（风寒夹湿）/7

桂枝、白芍、葛根（风寒表虚）/3

桂枝、紫苏、生姜（风寒）/5

藿香、紫苏、半夏（湿阻中焦）/190

菊花、葛根、木蝴蝶（风热证）/24

羌活、白芷、细辛（风寒夹湿）/13

桑叶、菊花、蔓荆子（风热证）/17

紫苏、香附、陈皮（外感风寒、兼有气滞）/127

● 咳喘

艾叶、枇杷叶、侧柏叶（肺热壅盛，甚则热伤血络之咳喘咯血）/148

北沙参、麦冬、黄精（阴虚肺燥或热盛伤阴之干咳或潮热盗汗、劳嗽咯血、
　　虚羸少气）/110

北沙参、南沙参、玄参（热盛伤津之燥咳、干咳）/47

干姜、白术、细辛（肺脾俱虚、寒饮内盛）/79

瓜蒌、半夏、浙贝母（痰热阻肺之咳嗽痰黄）/202

● **中暑**

心系病证

● **不寐**

黄芪、当归、白芍（气血两虚）/103

苦丁茶、牡丹皮、白芍（阴虚内热）/31

龙骨、牡蛎、磁石（阴虚阳亢、热扰心神之失眠多梦）/122

生地黄、牡丹皮、白芍（阴虚内热）/33

酸枣仁、柏子仁、远志（阴血亏虚、心肝失养）/120

夜交藤、合欢皮、茯神（心脾两虚、心神失养之虚烦失眠）/119

郁金、远志、石菖蒲（肝郁气滞、痰火内扰心神之失眠多梦）/215

珍珠母、龙齿、石决明（心火亢盛、内扰神明之失眠多梦）/183

知母、百合、石斛（热病后期或久病、气阴已伤之虚烦失眠）/112

● **多寐**

黄芪、当归、白芍（气血两虚）/103

● **健忘**

酸枣仁、柏子仁、远志（阴血亏虚、心肝失养）/120

郁金、远志、石菖蒲（肝郁气滞、痰火内扰心神）/215

● **结胸**

瓜蒌、半夏、浙贝母（痰热结胸之胸膈痞满）/202

竹茹、枳壳、瓜蒌（痰热结胸之胸膈痞满）/200

● **心悸**

丹参、山楂、绞股蓝（痰阻于心、心血运行不畅）/217

当归、白芍、川芎（血虚血瘀）/99

桂枝、白术、甘草（心阳虚、心气虚）/95

琥珀、磁石、朱砂（心火亢盛）/124

黄芪、当归、白芍（气血两虚）/103

苦丁茶、牡丹皮、白芍（阴虚内热）/31

龙骨、牡蛎、磁石（阴虚阳亢、热扰心神）/122

生地黄、牡丹皮、白芍（阴虚内热）/33

酸枣仁、柏子仁、远志（阴血亏虚、心肝失养）/120

夜交藤、合欢皮、茯神（心脾两虚、心神失养）/119

郁金、远志、石菖蒲（肝郁气滞、痰火内扰心神）/215

珍珠母、龙齿、石决明（心火亢盛、内扰神明）/183

知母、百合、石斛（热病后期或久病、气阴已伤之虚烦惊悸）/112

● **胸痹**

丹参、当归尾、三七（血瘀）/168

丹参、山楂、绞股蓝（痰阻于心、心血运行不畅）/217

黄芪、党参、白术（气虚血瘀）/87

人参、黄芪、白术（气虚血瘀）/89

乳香、没药、延胡索（气血瘀阻）/154

三棱、莪术、延胡索（瘀血阻滞）/145

郁金、瓜蒌、白术（脾虚痰凝结聚胸中）/204

郁金、瓜蒌、半夏（痰浊壅塞、胸阳痹阻）/209

脑系病证

● **健忘**

酸枣仁、柏子仁、远志（阴血亏虚、心肝失养）/120

● **头痛**

藁本、羌活、白芷（外感、内伤头痛）/7

钩藤、白芍、野鸦椿（肝阴不足、肝阳偏亢，或肝火上炎，或肝风内动）
/173

羚羊角、钩藤、菊花（肝阳上亢、肝风内动、风痰上扰）/176

羚羊角、石决明、牡蛎（肝阳上亢、肝风内动、风痰上扰）/178

羚羊角、天麻、钩藤（肝阳上亢、肝风内动、风痰上扰）/174

羌活、白芷、川芎（风寒湿证）/15

桑叶、菊花、蔓荆子（肝火上炎、肝阳上亢）/17

栀子、牡丹皮、淡豆豉（肝火炽盛）/37

● **眩晕**

丹参、山楂、绞股蓝（痰浊上扰清空）/217

当归、白芍、川芎（血虚或血虚肝郁）/198

钩藤、白芍、野鸦椿（肝阴不足、肝阳偏亢，或肝火上炎，或肝风内动）
　　/173

黄芪、柴胡、升麻（脾不升清）/101

黄芪、当归、白芍（气血两虚）/103

羚羊角、钩藤、菊花（肝阳上亢、肝风内动、风痰上扰）/176

羚羊角、石决明、牡蛎（肝阳上亢、肝风内动、风痰上扰）/178

羚羊角、天麻、钩藤（肝阳上亢、肝风内动、风痰上扰）/174

龙骨、牡蛎、磁石（肝阳上亢、上扰清空）/122

桑叶、菊花、蔓荆子（肝火上炎、肝阳上亢）/17

珍珠母、龙齿、石决明（肝阳上亢或肝火上炎、上扰清空）/183

脾胃系病证

● **便秘**

大黄、枳壳、厚朴（阳明腑实轻证）/66

火麻仁、郁李仁、瓜蒌仁（阴虚肠燥、津液耗伤）/68

● **嘈杂、干呕、纳差，或吞咽艰涩不利、大便干结**

北沙参、麦冬、黄精（热伤胃阴、久病阴虚津亏）/110

● **腹痛**

白芍、甘草、茯苓（肝郁脾虚）/106

● **腹胀**

紫苏、香附、陈皮（中焦气机郁滞）/127

● **结胸**

柴胡、半夏、黄芩（邪犯少阳）/70

● **痢疾**

大黄、枳壳、厚朴（湿热下痢）/66

槐花、地榆、仙鹤草（湿热下痢）/136

黄芩、侧柏叶、茜草（湿热下注大肠之血痢）/150

黄芩、黄连、黄柏（湿热蕴结肠道）/60

● **纳呆**

神曲、麦芽、谷芽（脾虚食少）/222

紫苏、香附、陈皮（中焦气机郁滞）/127

● **呕吐**

北沙参、南沙参、玄参（胃阴亏虚）/47

桂枝、紫苏、生姜（脾胃虚寒、外感寒邪）/5

黄连、陈皮、半夏（胃热）/211

紫苏、香附、陈皮（中焦气机郁滞）/127

● **食积**

大黄、枳壳、厚朴（气滞食停）/66

神曲、麦芽、谷芽［饮食积滞（米面薯芋类食滞证）］/222

● **吐血**

艾叶、枇杷叶、侧柏叶（血热妄行）/148

● **胃痞**

柴胡、半夏、黄芩（邪犯少阳证）/70

丹参、山楂、绞股蓝（痰停于胃、胃失和降、呕吐痰涎）/217

黄连、陈皮、半夏（痰火互结、阻滞中焦）/211

藿香、紫苏、半夏（寒湿困脾，或脾胃虚寒、湿浊留滞）/190

郁金、瓜蒌、半夏（痰热互结）/209

● **胃痛**

北沙参、南沙参、玄参（胃阴亏虚）/47

桂枝、白芍、葛根（脾胃虚寒）/3

桂枝、白术、甘草（脾阳不振、痰饮内停）/95

桂枝、紫苏、生姜（脾胃虚寒、外感寒邪）/5

乳香、没药、延胡索（气血瘀阻之胃脘胸腹疼痛、胁肋刺痛）/154

● 消化不良、食欲减退

黄芪、党参、白术（脾虚失运）/87

人参、黄芪、白术（脾虚失运）/89

● 泄泻

白芍、甘草、茯苓（肝郁脾虚）/106

白术、淮山药、芡实（脾虚湿盛之久泻久痢）/108

附子、黄芪、白术（脾肾阳虚）/77

附子、炮姜、灶心土（脾肾虚寒之久泻久痢）/84

附子、肉桂、干姜（脾肾阳虚之久泻久痢或五更泄泻）/75

桂枝、白芍、葛根（脾胃虚寒）/3

黄芪、柴胡、升麻（中气下陷之久泻久痢）/101

黄芩、黄连、黄柏（湿热蕴结肠道）/60

鹿茸、附子、补骨脂（脾肾阳虚之久泻不止、完谷不化或五更泄泻）/81

人参、附子、白术（脾肾阳虚、水湿下走肠间之久泻久痢，或五更泄泻，或下利清谷）/92

肝胆系病证

● 高热神昏谵语、痉厥抽搐

羚羊角、钩藤、菊花（邪热炽盛、热盛动风）/176

羚羊角、石决明、牡蛎（邪热炽盛、热盛动风）/178

羚羊角、天麻、钩藤（邪热炽盛、热盛动风）/174

龙骨、牡蛎、磁石（心肝火旺）/122

珍珠母、龙齿、石决明（温热病热入心包或痰热内闭）/183

竹茹、胆南星、瓜蒌（热盛动风、痰热蒙蔽心窍）/207

● **黄疸**

黄芩、黄连、黄柏（湿热黄疸）/60

茵陈、大黄、虎杖（阳黄）/186

● **惊厥**

苦丁茶、牡丹皮、白芍（阴虚内热之惊厥后期）/31

● **疟疾**

柴胡、半夏、黄芩（邪犯少阳）/70

● **疝气痛、睾丸肿痛、老年男女之阴部回缩抽痛**

橘核、荔枝核、山楂核（肝郁气滞、血瘀成积）/129

● **胁痛**

柴胡、半夏、黄芩（邪犯少阳）/70

当归、白芍、川芎（血虚或血虚肝郁）/99

● **中风**

丹参、山楂、绞股蓝（痰阻经络、筋骨之半身不遂）/217

黄芪、党参、白术（气虚血瘀之偏瘫、肌肤麻木不仁）/87

人参、黄芪、白术（气虚血瘀之偏瘫、肌肤麻木不仁）/89

忍冬藤、鸡血藤、白术（气血不足之手足麻木、肢体瘫痪）/162

天南星、竹茹、石菖蒲［风痰留滞经络、闭证（中脏腑）］/213

竹茹、胆南星、瓜蒌（痰蒙心窍）/207

肾系病证

● **淋证**

白茅根、芦根、葛根（热盛伤津）/45

黄芩、石韦、丹参（湿热证之热淋、血淋）/219

泽兰、当归、王不留行（热结膀胱、损伤血络或湿热煎熬成砂石、阻滞气血、
　　损伤尿道之血淋、热淋、石淋）/194

● **癃闭**

白茅根、芦根、葛根（热盛伤津）/45

● **尿浊**

白术、淮山药、芡实（脾虚湿盛或肾气不足、肾失封藏）/108

● **水肿**

附子、黄芪、白术（脾肾阳虚或脾虚寒盛、水湿内停）/77

鹿茸、附子、补骨脂（肾阳虚）/81

麻黄、白术、车前草（外邪袭肺、肺气郁闭、水道不通）/193

人参、附子、白术（脾肾阳虚、水湿内停）/92

● **阳痿**

杜仲、续断、菟丝子（肾阳不足、下元虚冷）/114

附子、肉桂、干姜（肾阳不足、一身阳气俱虚）/75

鹿茸、附子、补骨脂（肾阳虚）/81

人参、蛤蚧、紫河车（精亏血少、阳虚肾惫）/97

● **遗精**

白术、淮山药、芡实（脾虚湿盛或肾气不足、肾失封藏）/108

杜仲、续断、菟丝子（肾阳不足、下元虚冷）/114

附子、肉桂、干姜（肾阳不足、一身阳气俱虚）/75

鹿茸、附子、补骨脂（肾阳虚）/81

人参、蛤蚧、紫河车（精亏血少、阳虚肾惫）/97

● **遗尿**

白术、淮山药、芡实（脾虚湿盛或肾气不足、肾失封藏）/108

杜仲、续断、菟丝子（肾阳不足、下元虚冷）/114

肢体经络病证

● 痹证

杜仲、续断、菟丝子（风寒侵袭或兼肝肾不足之寒湿痹痛或久痹）/114

附子、黄芪、白术（风寒湿痹）/77

附子、肉桂、干姜（阳虚寒湿内侵之风寒湿痹重证）/75

干姜、白术、细辛（风寒湿痹）/79

桂枝、白术、甘草（风寒湿邪客于肌表经络）/95

姜黄、桑枝、三七（风湿兼瘀之上肢痹痛）/156

鹿茸、附子、补骨脂（久痹）/81

麻黄、白术、车前草（寒湿滞表）/193

麻黄、熟地黄、当归（气血不足、寒湿痹阻）/73

麻黄、细辛、僵蚕（风寒湿痹）/1

羌活、白芷、川芎（风寒湿痹）/15

羌活、白芷、细辛（风寒湿痹）/13

羌活、独活、桑寄生（风湿）/185

忍冬藤、鸡血藤、白术（风湿久痹、气血不足）/162

乳香、没药、延胡索（风寒湿痹）/154

夜交藤、合欢皮、茯神（风湿侵袭、阻滞经络）/119

丹参、当归尾、三七（瘀血停滞）/168

当归、白芍、延胡索（肝郁血虚）/166

● 历节风

羌活、独活、桑寄生（风湿热）/185

● 手足挛急疼痛

白芍、甘草、茯苓（气血虚弱、筋脉失养）/106

当归、白芍、川芎（阴血虚筋脉失养）/99

● **阴疽、贴骨疽、脱疽、流注、痰核、鹤膝风诸证**

麻黄、熟地黄、当归（阳虚寒痰）/73

丹参、山楂、绞股蓝（痰阻经络、筋骨）/217

● **肢体麻木**

丹参、山楂、绞股蓝（痰阻经络、筋骨）/217

气血津液病证

● **发热**

黄芪、柴胡、升麻（气虚发热）/101

黄芪、当归、白芍（血虚发热）/103

● **汗证**

附子、黄芪、白术（阳虚自汗）/77

黄芪、党参、白术（肺气虚弱之自汗）/87

黄芪、荞麦、五味子（气虚证之多汗、自汗，阴虚或气阴两虚之盗汗）
　/116

人参、黄芪、白术（肺气虚弱之自汗）/89

酸枣仁、柏子仁、远志（气阴两虚之自汗、盗汗）/120

● **梅核气**

紫苏、香附、陈皮（肝郁气滞、痰气交阻）/127

● **亡阳**

附子、肉桂、干姜（阳气衰微、阴寒内盛）/75

人参、附子、白术（阳气衰微、阴寒内盛或正气大亏、阳气暴脱）/92

● **消渴**

北沙参、南沙参、玄参（肺胃阴伤）/47

三棱、莪术、延胡索（瘀阻日久）/145

浙贝母、牡蛎、白芍（痰、瘀、热毒结聚）/41

紫花地丁、半枝莲、白花蛇舌草（湿热瘀毒）/51

皮肤科或外科病证

● 肠痈

薏苡仁、败酱草、蒲公英（湿热并重）/53

紫花地丁、半枝莲、白花蛇舌草（湿热瘀毒）/51

● 脱肛

黄芪、柴胡、升麻（中气下陷）/101

● 丹毒

金银花、蒲公英、升麻（热毒炽盛）/58

紫花地丁、半枝莲、白花蛇舌草（湿热瘀毒）/51

● 跌打损伤

丹参、当归尾、三七（瘀血阻滞）/168

姜黄、桑枝、三七（跌打损伤之上肢瘀肿疼痛）/156

乳香、没药、延胡索（瘀血阻滞）/154

三棱、莪术、三七（瘀血阻滞）/158

三棱、莪术、延胡索（瘀血阻滞）/145

桃仁、红花、三七（瘀血阻滞）/152

泽兰、当归、王不留行（瘀血阻滞）/194

● 毒蛇咬伤

紫花地丁、半枝莲、白花蛇舌草（湿热瘀毒）/102

● 风疹

薄荷、蝉蜕、僵蚕（风热）/26

荆芥、白蒺藜、紫草（血热生风或风邪外袭与血热相合）/171

● **麻疹、痘疹**

薄荷、蝉蜕、僵蚕（风热证之麻疹、痘疹初发或透发不畅）/26

● **湿疹湿疮**

地肤子、苦参、苍术（湿热）/188

● **荨麻疹**

薄荷、蝉蜕、僵蚕（风热）/26

● **瘾疹**

荆芥、白蒺藜、紫草（血热生风或风邪外袭与血热相合）/171

● **痈肿疔疮**

穿山甲、黄芪、王不留行（气血不足之疮疡日久、脓成不溃、溃后不敛）/163

大蓟、小蓟、地榆（血热毒聚）/140

琥珀、磁石、朱砂（心火亢盛、热毒结聚）/124

黄芪、柴胡、升麻（气血不足之疮疡日久不愈）/101

黄芪、当归、白芍（气血两虚证之疮疡日久不愈）/103

黄芩、黄连、黄柏（热毒炽盛）/60

金银花、蒲公英、升麻（热毒炽盛）/58

乳香、没药、延胡索（热毒壅聚、气血凝滞）/154

桃仁、红花、三七（瘀血阻滞）/152

紫花地丁、半枝莲、白花蛇舌草（湿热瘀毒）/51

头面五官病证

● **鼻渊**

苍耳子、白芷、细辛（风寒）/9

苍耳子、白芷、辛夷（风寒）/11

羌活、白芷、细辛（风寒夹湿）/13

● **耳鸣耳聋**

琥珀、磁石、朱砂（肝肾阴虚、肝火上炎）/124

● **喉痹**

桔梗、牛蒡子、浙贝母（风热或肺胃热毒结聚咽喉）/43

连翘心、玄参心、竹叶卷心（热毒炽盛）/49

木蝴蝶、桔梗、牛蒡子（风热、温热毒邪或肝胃之火上犯）/56

● **口舌生疮**

黄芩、黄连、黄柏（热毒炽盛）/60

● **面瘫**

白附子、全蝎、僵蚕（风中经络）/181

● **目病**

枸杞子、谷精珠、菊花（肝肾阴虚、精亏血少）/62

琥珀、磁石、朱砂（肝肾阴虚、肝火上炎之目赤肿痛）/124

菊花、葛根、木蝴蝶（肝火上炎）/24

羚羊角、钩藤、菊花（肝经火盛、上攻眼目之目赤肿痛、羞明流泪、目生翳障）/176

羚羊角、石决明、牡蛎（肝经火盛、上攻眼目之目赤肿痛、羞明流泪、目生翳障）/178

桑叶、菊花、蔓荆子（肝火上炎）/17

● **瘟毒发颐**

桔梗、牛蒡子、浙贝母（热毒结聚）/43

● **牙龈肿痛**

黄芩、黄连、黄柏（热毒炽盛）/60

露蜂房、骨碎补、玄参（风火、虚火）/28

● **咽喉肿痛**

薄荷、蝉蜕、僵蚕（风热）/26

葛根、僵蚕、木蝴蝶（风热、胃火上犯）/22

黄芩、黄连、黄柏（热毒炽盛）/60

桔梗、玄参、木蝴蝶（痰热、热毒之咽痛、声音嘶哑）/39

连翘心、玄参心、竹叶卷心（热毒炽盛）/49

● **痄腮**

桔梗、牛蒡子、浙贝母（热毒结聚）/43

连翘心、玄参心、竹叶卷心（热毒炽盛）/49

温病

柴胡、半夏、黄芩（邪犯少阳）/70

琥珀、磁石、朱砂（温病热入心包或痰热内闭）/124

黄芩、黄连、黄柏（热毒炽盛）/60

金银花、蒲公英、升麻（热毒炽盛）/58

连翘心、玄参心、竹叶卷心（热入营分、邪陷心包，后期邪热未尽伤阴）
　/49

生地黄、牡丹皮、白芍（热入营分、邪陷心包）/33

郁金、远志、石菖蒲（温病热入心包，或痰热蒙蔽心窍）/215

知母、百合、石斛（温病热盛、肺胃津伤或温燥伤肺）/112

栀子、牡丹皮、淡豆豉（热入血分，中期火毒炽盛，后期余热留扰胸膈）
　/37

妇产科病证

● **崩漏**

艾叶炭、生地黄炭、阿胶（冲任虚损、血虚偏寒）/133

杜仲、续断、菟丝子（肝肾不足）/114

槐花、地榆、仙鹤草（热伤血络）/136

黄芪、柴胡、升麻（中气下陷）/101

黄芩、侧柏叶、茜草（血热妄行、血海不宁）/150

益母草、贯众、川芎（瘀阻胞宫、血不循经）/160

灶心土、白及、白术（脾不统血）/143

● **闭经**

穿山甲、黄芪、王不留行（气虚血瘀）/163

当归、白芍、川芎（血虚血瘀）/99

蒲黄、三七、五灵脂（瘀血停滞）/134

三棱、莪术、三七（瘀血停滞）/158

三棱、莪术、延胡索（瘀血停滞）/145

益母草、香附、艾叶（冲任虚寒、瘀阻胞宫）/131

泽兰、当归、王不留行（瘀血停滞）/194

● **痛经**

穿山甲、黄芪、王不留行（气虚血瘀）/163

丹参、当归尾、三七（瘀血停滞）/168

当归、白芍、川芎（血虚血瘀）/99

当归、白芍、延胡索（血虚）/166

蒲黄、三七、五灵脂（瘀血停滞）/134

三棱、莪术、三七（瘀血停滞）/158

三棱、莪术、延胡索（瘀血停滞）/145

益母草、香附、艾叶（冲任虚寒、瘀阻胞宫）/131

泽兰、当归、王不留行（瘀血停滞）/194

● **月经不调**

丹参、当归尾、三七（瘀血停滞）/168

当归、白芍、川芎（血虚血瘀）/99

蒲黄、三七、五灵脂（瘀血停滞）/134

益母草、香附、艾叶（冲任虚寒、瘀阻胞宫）/131

泽兰、当归、王不留行（瘀血停滞）/194

● 经行腹痛、头痛

白芍、甘草、茯苓（气血虚弱）/106

● 子宫脱垂

黄芪、柴胡、升麻（中气下陷）/101

● 带下

白术、淮山药、芡实（脾虚湿盛）/108

地肤子、苦参、苍术（湿热证）/188

杜仲、续断、菟丝子（肝肾不足）/114

益母草、香附、艾叶（冲任虚寒、瘀阻胞宫）/131

● 不孕

附子、肉桂、干姜（肾阳不足、一身阳气俱虚之宫寒不孕）/75

鹿茸、附子、补骨脂（肾阳虚宫寒不孕）/81

益母草、香附、艾叶（冲任虚寒、瘀阻胞宫之不孕）/131

● 妊娠下血

艾叶炭、生地黄炭、阿胶（冲任虚损、血虚偏寒）/133

● 胎动不安

杜仲、续断、菟丝子（肝肾不足）/114

黄芪、党参、白术（气血两虚）/87

人参、黄芪、白术（气血两虚）/89

● 滑胎

黄芪、党参、白术（气血两虚）/87

人参、黄芪、白术（气血两虚）/89

● 产后恶露不净

丹参、当归尾、三七（瘀血停滞）/168

蒲黄、三七、五灵脂（瘀血停滞）/134

泽兰、当归、王不留行（瘀血停滞）/194

附 录 2 **百药图**

发散药

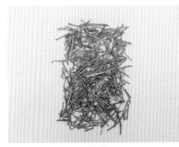

麻黄

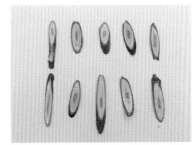

桂枝

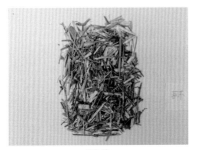

荆芥

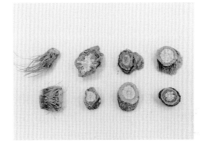

防风

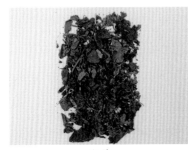

紫苏

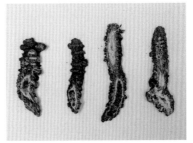

羌活

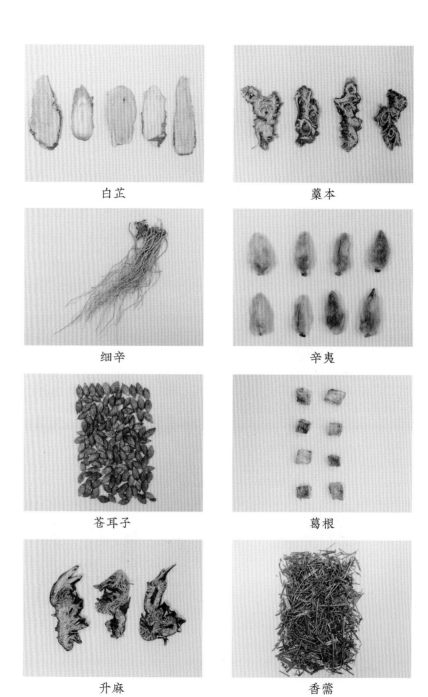

白芷　　　　　　　　　　　藁本

细辛　　　　　　　　　　　辛夷

苍耳子　　　　　　　　　　葛根

升麻　　　　　　　　　　　香薷

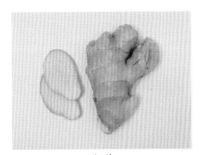

生姜

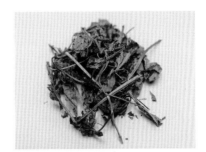

薄荷

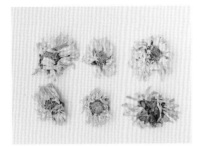

菊花

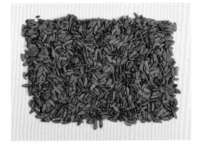

牛蒡子

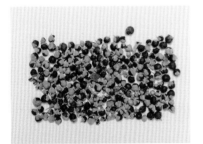

蔓荆子

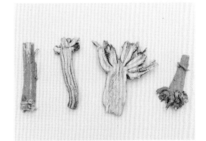

柴胡

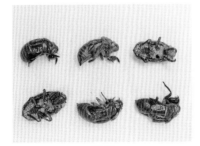

蝉蜕

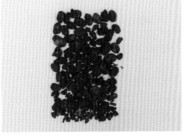

淡豆豉

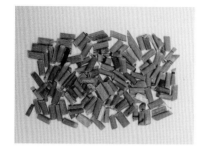

木贼

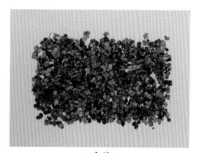

浮萍

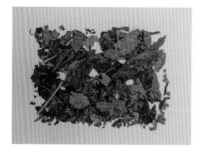

桑叶

清热解毒药

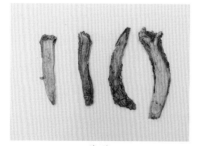

黄芩

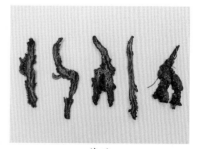

黄连

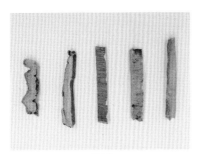

黄柏

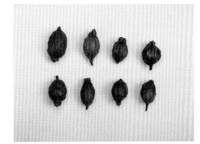

栀子

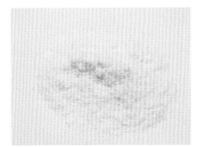

石膏

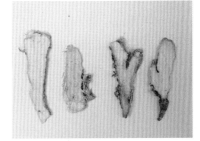

知母

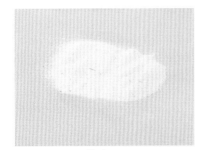

寒水石

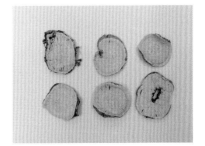

苦参

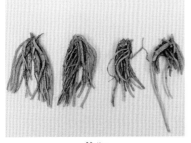

龙胆

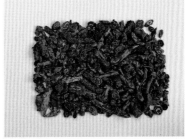

胡黄连

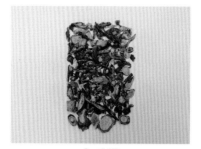

山豆根

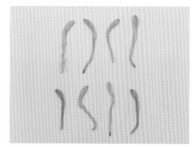

金银花

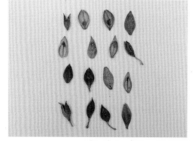

连翘

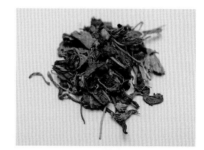

大青叶

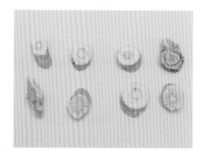

板蓝根

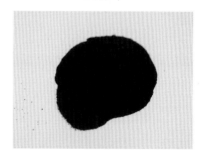

青黛

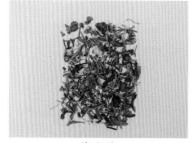

蒲公英

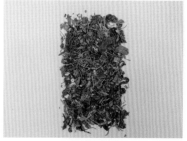

紫花地丁

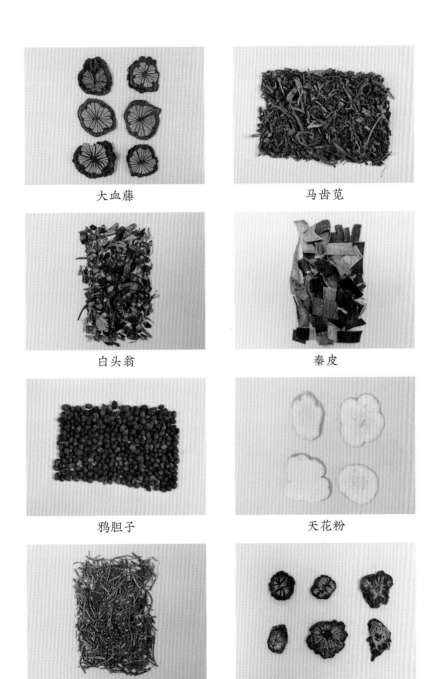

大血藤

马齿苋

白头翁

秦皮

鸦胆子

天花粉

白薇

漏芦

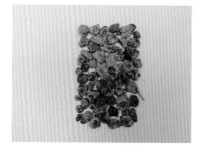

山慈菇

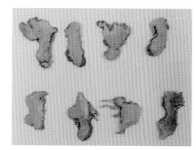

射干

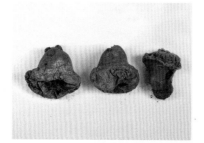

马勃

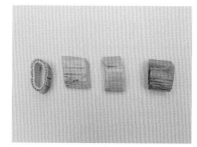

芦根

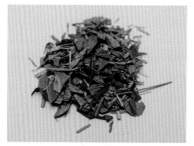

淡竹叶

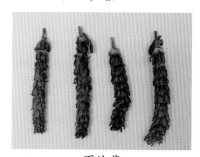

夏枯草

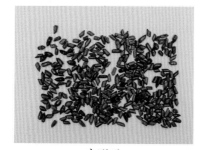

决明子

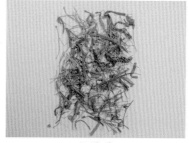

谷精草

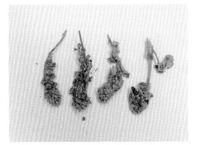

密蒙花

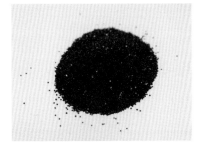

青葙子

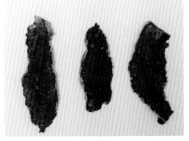

玄参

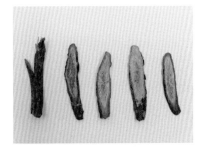

赤芍

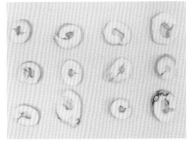

牡丹皮

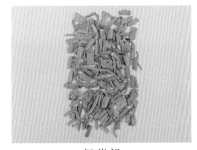

银柴胡

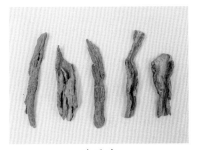

地骨皮

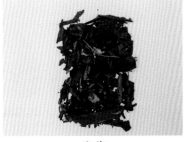

紫草

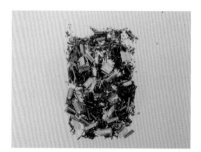

青蒿

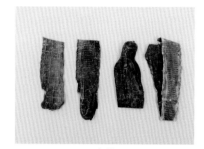

地龙

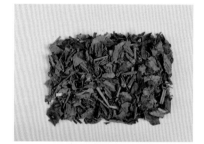

鱼腥草

祛风湿药

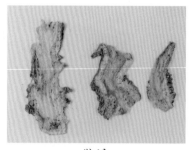

独活

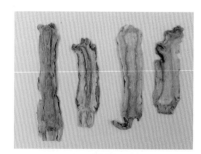

秦艽

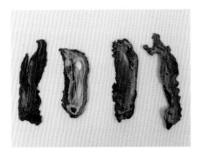

木瓜

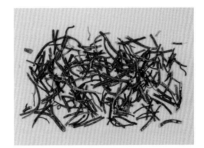

威灵仙

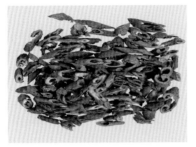

香加皮

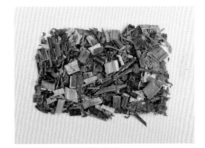

豨莶草

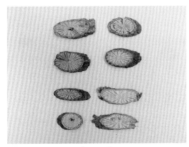

青风藤

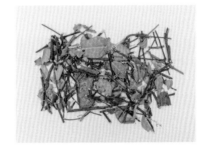

络石藤

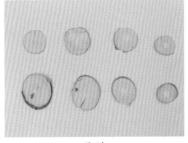

桑枝

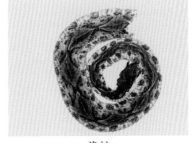

蕲蛇

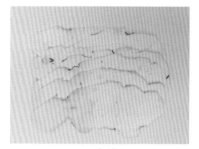

土茯苓

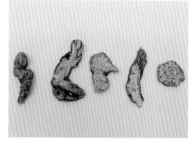

苍术

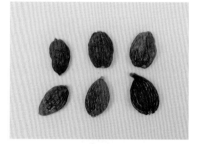

草果

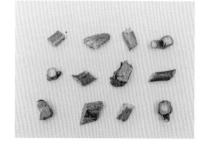

藿香

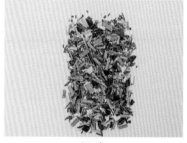

佩兰

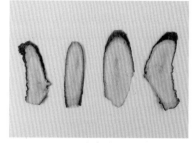

桑寄生

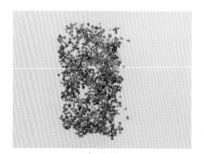

地肤子

利水药

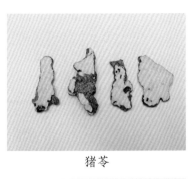

猪苓

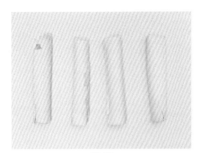

茯苓

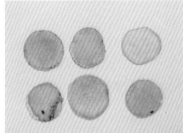

泽泻

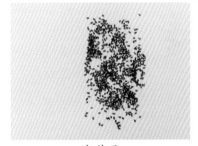

车前子

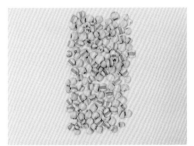

薏苡仁

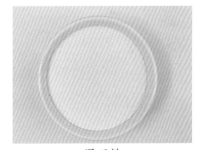

滑石粉

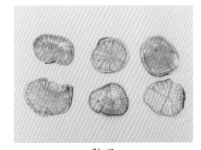

防己

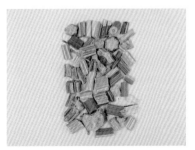

木通

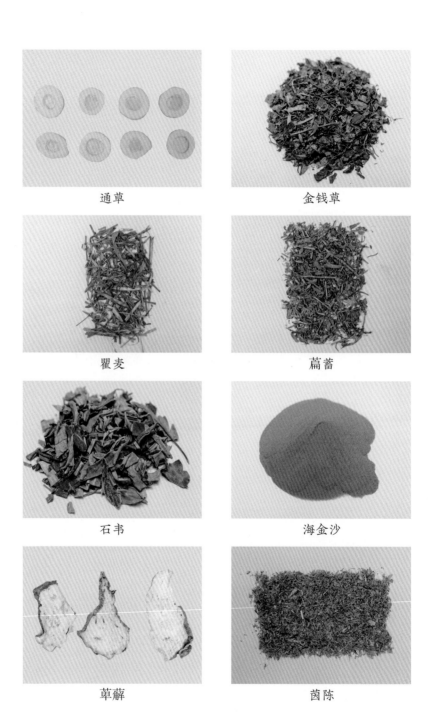

通草

金钱草

瞿麦

萹蓄

石韦

海金沙

萆薢

茵陈

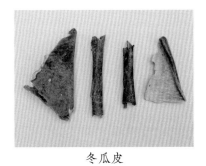

冬瓜皮

泻逐药

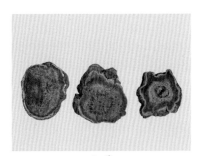

大黄

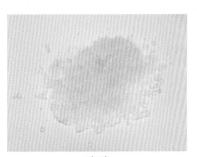

芒硝

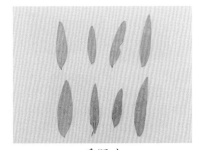

番泻叶

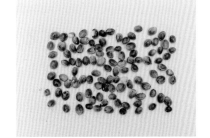

火麻仁

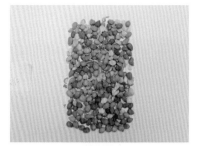

郁李仁

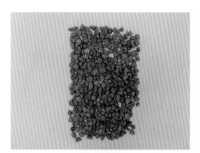

牵牛子

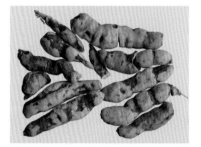

甘遂

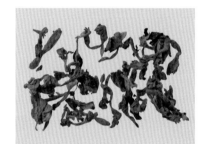

芫花

消食药

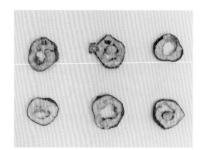

山楂

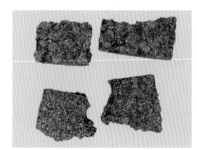

神曲

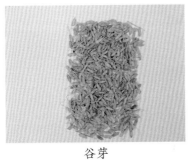

谷芽

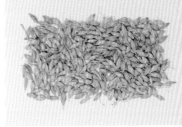

麦芽

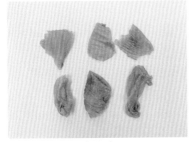

鸡内金

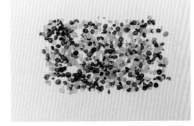

莱菔子

理气药

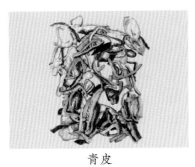

青皮

陈皮

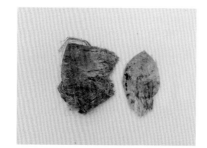

大腹皮

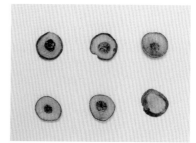

枳实

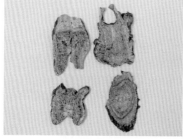

木香

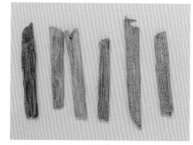

沉香

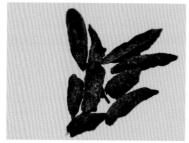

香附

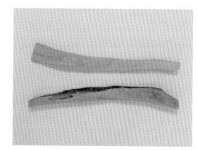

檀香

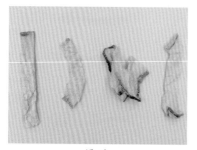

佛手

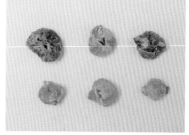

薤白

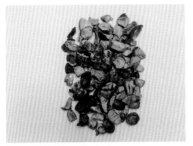

荔枝核

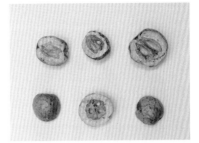

川楝子

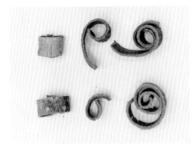

厚朴

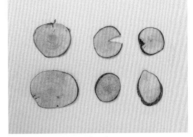

乌药

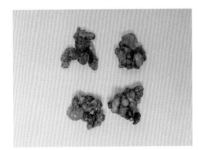

乳香

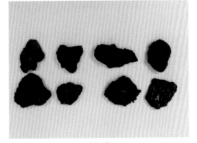

没药

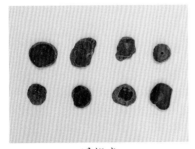

延胡索

活血化瘀药

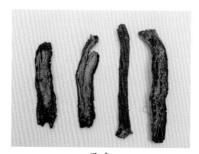

丹参

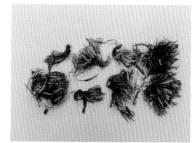

红花

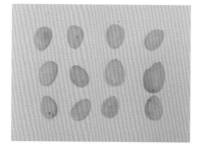

桃仁

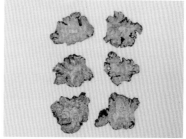

川芎

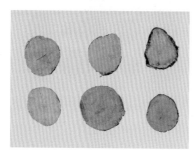

三棱

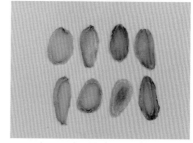

郁金

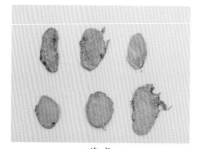

莪术

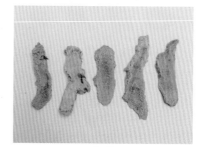

姜黄

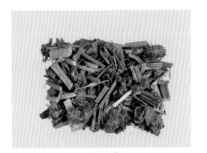

益母草

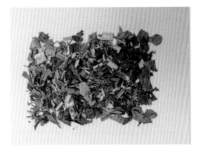

泽兰

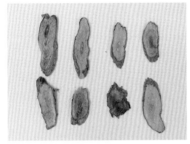

川牛膝

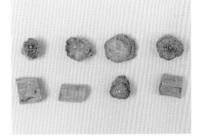

怀牛膝

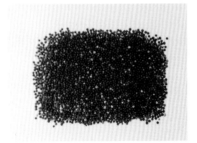

王不留行

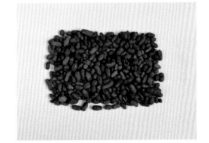

五灵脂

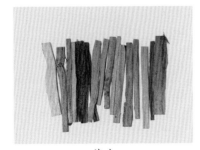

苏木

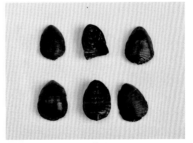

土鳖虫

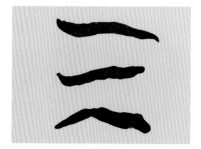

水蛭

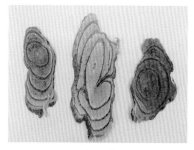

鸡血藤

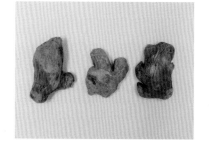

炮姜

化瘀止血药

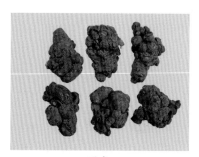

三七

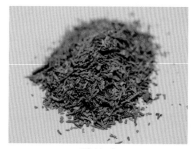

侧柏叶

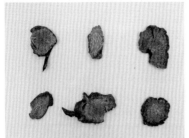

地榆

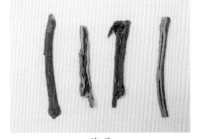

茜草

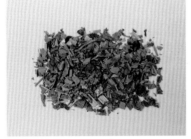

仙鹤草

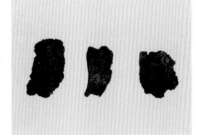

血余炭

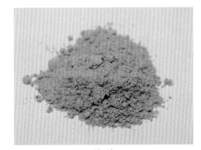

蒲黄

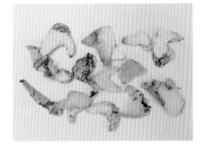

白及

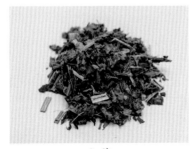

大蓟

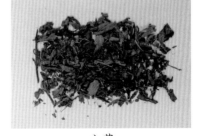

小蓟

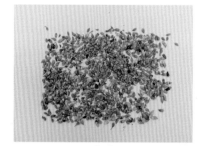

槐花

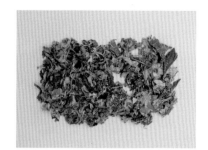

艾叶

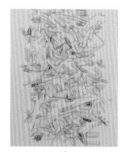

白茅根

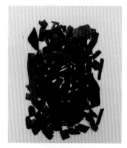

棕榈炭

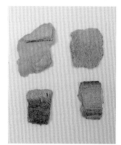

椿皮

收敛药

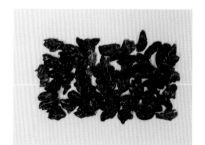

山茱萸

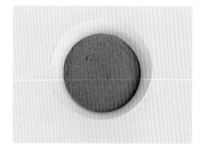

赤石脂

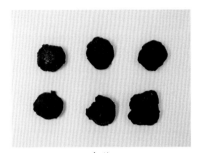

乌梅

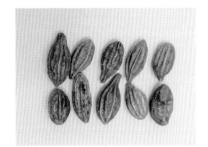

诃子

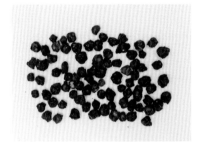

五味子

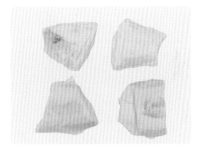

海螵蛸

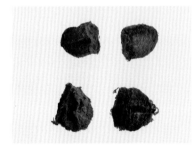

桑螵蛸

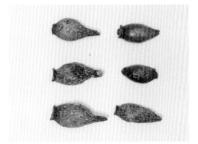

金樱子

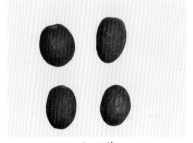

肉豆蔻

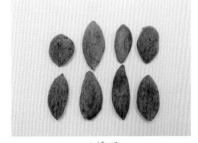

五倍子

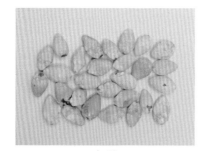

白果

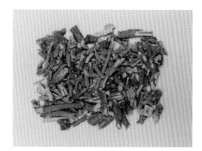

麻黄根

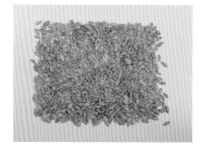

浮小麦

安神药

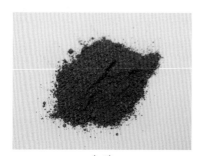

朱砂

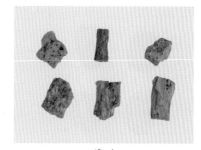

琥珀

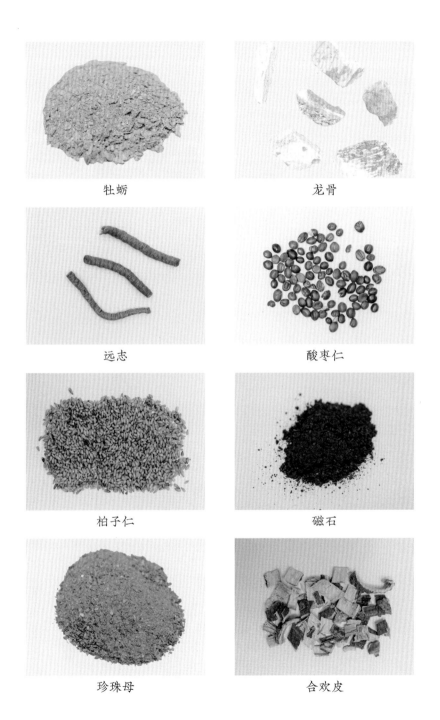

牡蛎　　　　　　　　　　龙骨

远志　　　　　　　　　　酸枣仁

柏子仁　　　　　　　　　磁石

珍珠母　　　　　　　　　合欢皮

化瘀宁嗽药

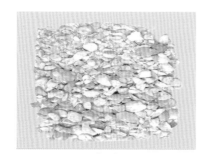

半夏

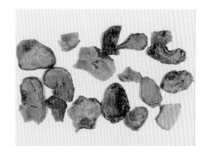

天南星

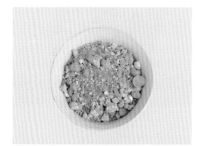

天竺黄

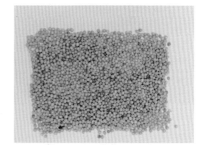

白芥子

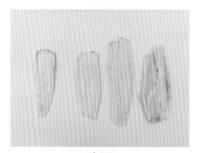

桔梗

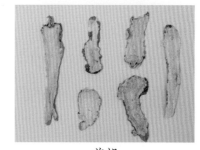

前胡

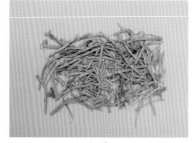

白前

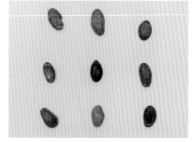

瓜蒌仁

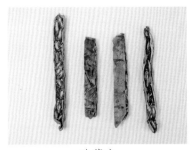

瓜蒌皮

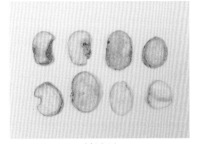

浙贝母

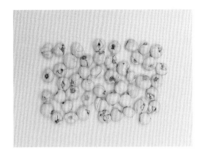

川贝母

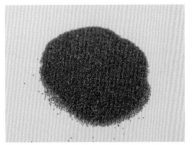

葶苈子

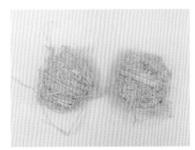

竹茹

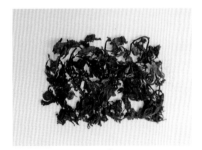

海藻

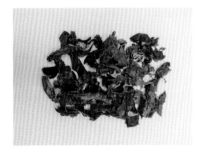

昆布

降逆平喘药

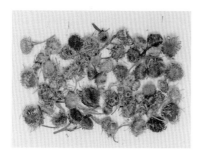

旋覆花

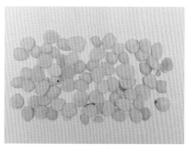

苦杏仁

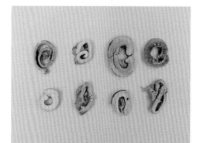

桑白皮

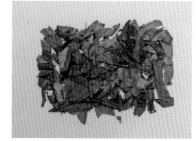

枇杷叶

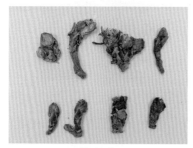

款冬花

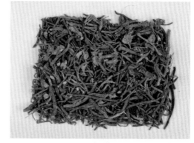

紫菀

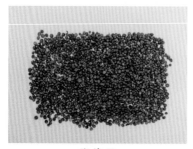

紫苏子

开窍息风药

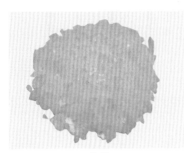

冰片

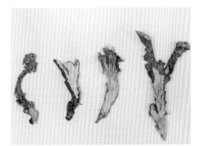

石菖蒲

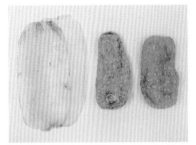

天麻

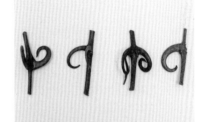

钩藤

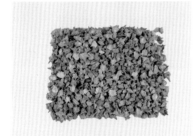

刺蒺藜

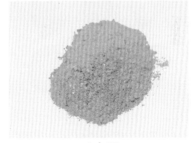

石决明

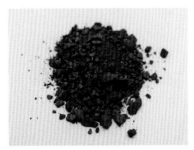

代赭石

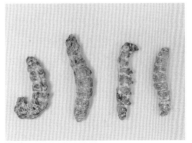

僵蚕

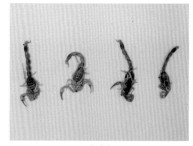

全蝎

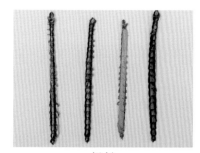

蜈蚣

温阳药

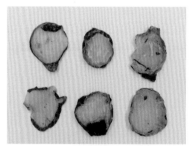

附子

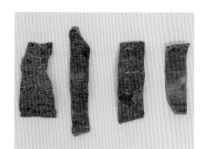

肉桂

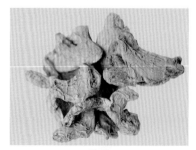

干姜

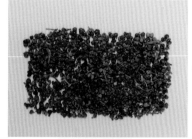

吴茱萸

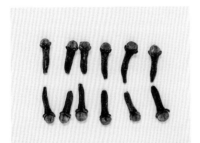

丁香

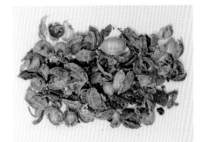

砂仁

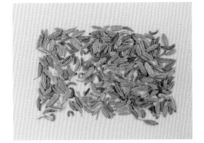

小茴香

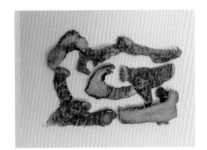

高良姜

驱虫药

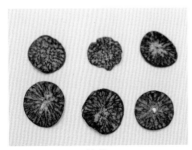

槟榔

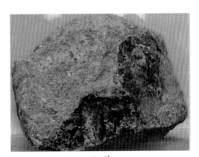

雄黄

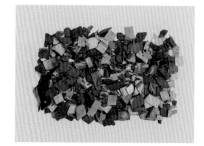

苦楝皮

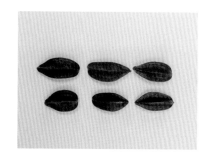

使君子

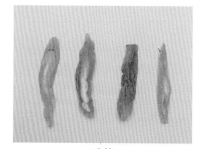

百部

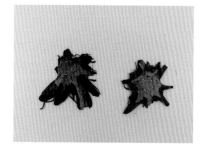

贯众

补益药

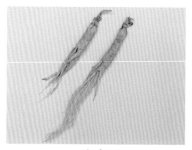

人参

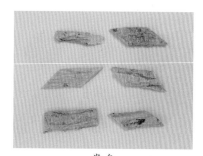

党参

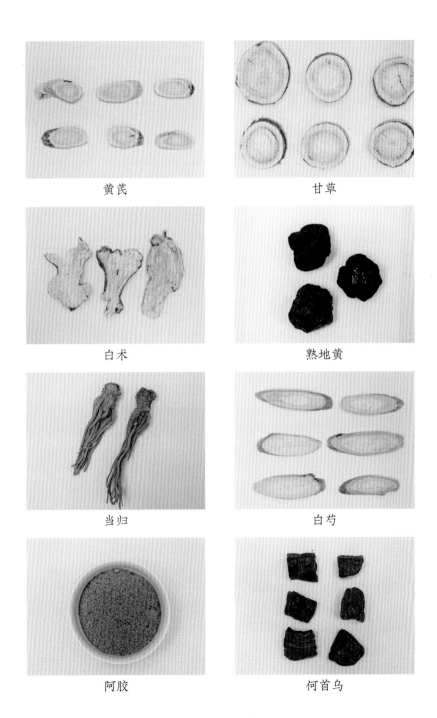

黄芪

甘草

白术

熟地黄

当归

白芍

阿胶

何首乌

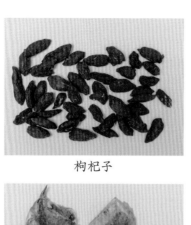

枸杞子

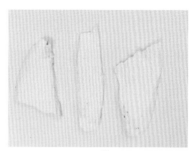

山药

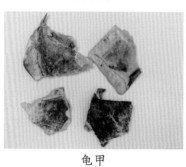

龟甲

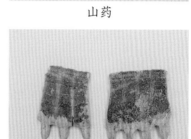

鳖甲

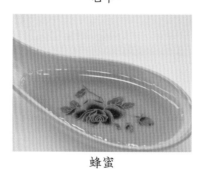

蜂蜜

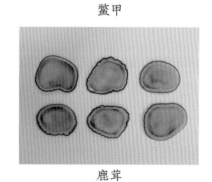

鹿茸

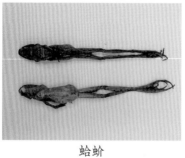

蛤蚧

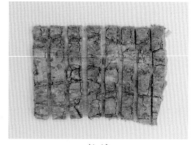

杜仲

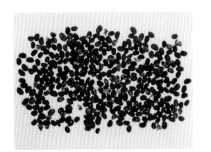

补骨脂

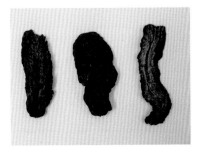

肉苁蓉

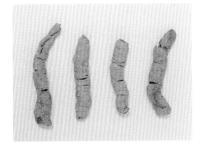

巴戟天

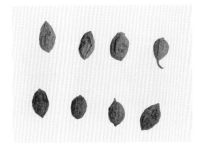

益智仁

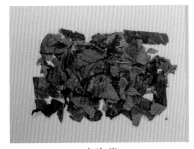

淫羊藿

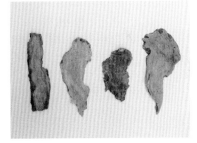

锁阳

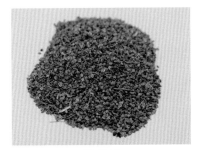

蛇床子

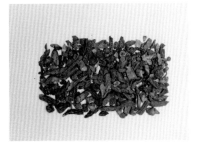

仙茅

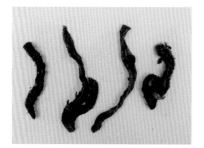

骨碎补

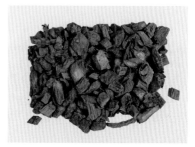

续断

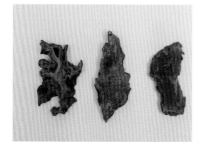

狗脊

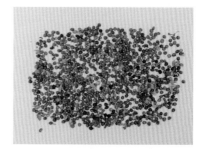

楮实子

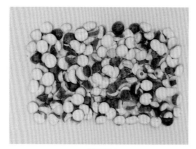

芡实

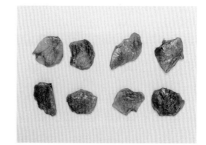

龙眼肉

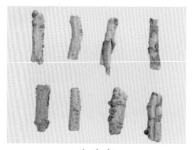

北沙参

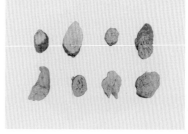

南沙参

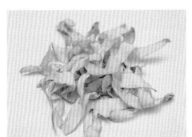

玉竹

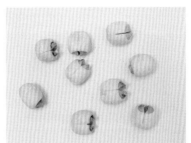

莲子

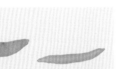

天冬

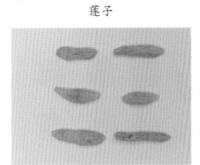

麦冬

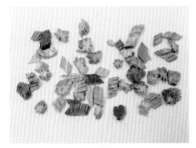

石斛

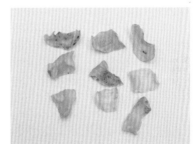

百合

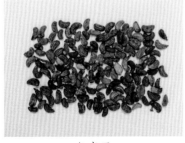

女贞子

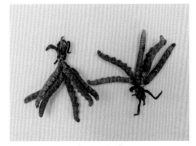

冬虫夏草

沙苑子

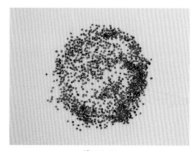

菟丝子

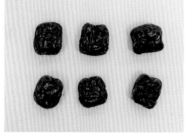

大枣